Pflege
kompakt

D1640762

Die Autorinnen:

Ingeborg Schweickert, Krankenschwester, und
Petra Fischer, Krankenschwester, sind beide im Kreiskrankenhaus Sinsheim tätig.

Ingeborg Schweickert
Petra Fischer

Internationaler Pflegesprachführer

Deutsch – Englisch
Deutsch – Griechisch
Deutsch – Italienisch
Deutsch – Polnisch
Deutsch – Serbokroatisch
Deutsch – Spanisch
Deutsch – Türkisch

Verlag W. Kohlhammer

Die Deutsche Bibliothek – CIP-Einheitsaufnahme

Schweickert, Ingeborg:
Internationaler Pflegesprachführer : deutsch–englisch, deutsch–griechisch, deutsch–italienisch, deutsch–polnisch, deutsch–serbokroatisch, deutsch–spanisch, deutsch–türkisch / Ingeborg Schweickert ; Petra Fischer. – Stuttgart ; Berlin ; Köln : Kohlhammer, 2001
(Kohlhammer Pflege : Kompakt)
ISBN 3-17-016677-8

1. Auflage 2001

Stuttgart Berlin Köln
Verlagsort: Stuttgart
Umschlag: Data Images GmbH
Gesamtherstellung: W. Kohlhammer
Druckerei GmbH + Co. Stuttgart
Printed in Germany

Vorwort

In deutschen Kliniken besteht durch den kontinuierlichen Zuwachs der ausländischen Bevölkerungsschicht zunehmend das Problem der Kommunikation. Aufgrund dessen entstand die Idee, diesen Sprachführer zu verfassen. Er eignet sich ideal für den Klinikbedarf sowie auch für andere Pflegeeinrichtungen als Nachschlagewerk bei Problemen der zwischenmenschlichen Verständigung. Patienten und Pflegepersonen werden von ihm profitieren und können sich besser in die für sie ungewohnte Situation einfinden.

Die Fragen an die Patienten wurden bewusst so gewählt, dass sie nur mit ja oder nein beantwortet werden können. Im Inhaltsverzeichnis findet sich eine gezielte Zusammenstellung der wesentlichen Fragen im Bereich der Aufnahme eines Patienten und des Klinikalltags. Zusätzlich findet sich auf den letzten Seiten ein Stichwortverzeichnis über Körperteile, Organe und Krankheiten.

Dieses Buch gewährleistet somit eine gute und schnelle Orientierungshilfe für den Anwender.

Helmstadt und Sinsheim,
im Mai 2001

Ingeborg Schweickert
Petra Fischer

Inhaltsverzeichnis

Deutsch – Englisch

Das Allerwichtigste

Deutsch/German	Englisch/English
Ja	Yes
Nein	No
Guten Tag (Nachmittag)	Good afternoon
Guten Morgen	Good morning
Gute Nacht	Good night
Danke – Bitte (als Antwort auf Danke) – Bitte (um etwas bitten)	Not at all – Please
Bitte schreiben sie mir das auf.	Please write down.
Bitte zeigen Sie mir die entsprechende Antwort.	Please show me the right answer.
Sprechen Sie Englisch?	Do you speak english?
Spricht jemand von Ihren Angehörigen Deutsch oder Englisch?	Does one of your relatives speak german or english?
Schreiben sie bitte Ihren Namen, Geburtsdatum, und Ihre Adresse auf.	Please write down your name, date of birth and address.
Haben Sie Ihre Versicherungskarte dabei?	Have you got your insurance card with you?
Ist bei Ihnen eine Allergie bekannt auf: – Nahrungsmittel – Medikamente – Pflaster?	Are you allergic to – food – medications – plaster?
Ist Ihre Blutgruppe bekannt?	Do you know your blood group?
Schreiben Sie mir bitte die Telefonnummer von Ihren Angehörigen auf.	Please write down the telephone number of your family.
Ich habe das nicht verstanden.	Pardon, I haven't understood.

Allgemeine Fragen zur Aufnahme eines Patienten

Deutsch/German	Englisch/English
Bitte beantworten Sie uns folgende Frage.	Please answer the following question.
Wie groß/schwer sind Sie?	How tall are you, how much do you weigh?
Wie ist die Telefonnummer Ihrer Angehörigen?	Please state the telephone number of your family.
Wie ist der Name des Hausarztes?	Please state the name of your family doctor.
Lagen Sie schon einmal bei uns im Krankenhaus?	Have you already been in our hospital?
Nehmen Sie zur Zeit Medikamente ein?	Do you take any medications at present?
Würden Sie bitte den Namen der Medikamente aufschreiben?	Please write down the name of the medications.
Geben Sie bitte auch Schmerz-, Schlaf-, Beruhigungs-, Abführmittel und Ovulationshemmer an.	Please state also pain-killers, sleeping pills, sedatives, laxatives and birth control pills.
Lassen Sie sich bitte die Medikamente mitbringen.	Please ask your family to bring the medications.
Sind Sie magenempfindlich?	Do you have stomach trouble?
Rauchen Sie?	Do you smoke?
Trinken Sie regelmäßig Alkohol?	Do you regularly drink alcohol?
Tragen Sie eine Brille oder Kontaktlinsen?	Do you have glasses or contact lenses?
Tragen Sie Zahnersatz?	Do you have dentures?
Tragen Sie ein Hörgerät?	Do you have a hearing-aid?
Können Sie mir das bitte aufschreiben?	Please write it down.

Allgemeine Fragen zur Anamnese

Deutsch/German	Englisch/English
Leiden Sie unter einer der folgenden Erkrankungen?	Do you suffer from one of the following diseases?
– Herzerkrankung/Kreislauferkrankung	– heart condition/circulatory disorders
– Diabetes	– diabetes
– Thrombose/Gefäßerkrankung	– thrombosis/vascular disease
– Durchblutungsstörung	– ciruclatory disorder
– zu hoher/zu niedriger Blutdruck	– too high/too low blood pressure
– Lungen-/Atemwegerkrankungen, z. B. Asthma	– pulmonary disease, f.ex. asthma
– Lebererkrankungen	– liver disorder
– Nierenerkrankungen	– kidney disease
– Schilddrüsenerkrankungen	– thyroid disorder
– Augenerkrankungen	– eye disease
– Nervenleiden	– nervous disorder
– Gemütsleiden, z. B. Depressionen	– emotional disorder, depression
– Erkrankungen des Skelettsystems, z. B. Wirbelsäulenschäden, Gelenkerkrankungen	– skeleton diseases, f.ex. spinal column disorder, arthritis
– einer ansteckenden Krankheit z. B. Hepatitis, HIV, Tuberkulose	– infectious disease, f.ex. hepatitis, HIV, tuberculosis

Spezielle Fragen zur Anamnese

Chirurgie

Deutsch/German	Englisch/English
Sind Sie gegen Tetanus geimpft?	Are you vaccinated against tetanus?
Haben Sie Ihren Impfausweis dabei?	Do you have your vaccination card with you?

Deutsch/German	Englisch/English
Hatten Sie schon einmal eine Kopfverletzung?	Did you ever have a head injury?
Verspüren Sie ein Taubheitsgefühl in Händen, Armen oder Füßen?	Do you feel numb in your hands, arms or feet?
Spüren Sie ein Kribbeln?	Do you have a prickling sensation?
Leiden Sie unter Gedächtnislücken oder Benommenheit?	Do you suffer from gaps in your memory, or are you dazed?
Waren Sie bewusstlos?	Did you faint?
Ist Ihnen übel?	Do you feel sick?
Haben Sie erbrochen?	Did you vomit?
Haben Sie Kopfschmerzen?	Do you have a headache?
Wurden Sie schon einmal operiert?	Have you ever had a surgery?

Innere Medizin

Deutsch/German	Englisch/English
Hatten Sie in den letzten Tagen Fieber?	Have you had fever within the last few days?
Haben Sie Schmerzen beim Wasserlassen?	Do you have a pain when urinating?
Haben Sie schon einmal Schmerzen in der Brust verspürt?	Have you ever had a pain in your chest?
Ist Ihr Herzschlag manchmal unregelmäßig?	Is you heart rate sometimes irregular?
Hatten Sie schon einen Herzinfarkt?	Have you ever had a heart attack?
Haben Sie einen Herzschrittmacher?	Do you have a pacemaker?
Hatten Sie schon einen Schlaganfall?	Have you ever had a stroke?
Leiden Sie unter Atemnot?	Do you suffer from difficulty in breathing?
Ist Ihnen schwindelig?	Do you feel dizzy?
Ist Ihnen übel?	Do you feel sick?

Deutsch/German	Englisch/English
Leiden Sie an Diabetes?	Do you suffer from diabetes?
Wird der Diabetes mit Insulin behandelt?	Has the diabetes been treated with insulin?
Wird der Diabetes mit Tabletten behandelt?	Has the diabetes been treated with pills?
Schreiben Sie bitte Name und Dosis des Medikaments auf.	Please write down the name and dosing of the medications.

Gynäkologie

Deutsch/German	Englisch/English
Besteht eine Schwangerschaft? Wenn ja, legen sie bitte (falls vorhanden) ihren Mutterpass vor.	Are you pregnant? If so, please show your card.
Wann war Ihre letzte Periode?	When did you have your last period?
Ist die Blutung schmerzhaft?	Do you have a pain during your period?
Ist die Blutung: sehr stark/stark/normal?	Is your period very strong/strong/normal?
Benutzen sie Verhütungsmittel? Pille – Spirale – Diaphragma	Do you use a contraceptive? The pill – coil – diaphragm
Ist Ihr Zyklus regelmäßig/unregelmäßig?	Is your cycle regular/irregular?
Hatten Sie schon eine Geburt/Fehlgeburt/Schwangerschaftsunterbrechung? Wenn ja schreiben Sie bitte die Anzahl und das Datum auf.	Have you ever had a delivery/miscarriage/abortion? If so, please write down the number and dates.
Hatten Sie in den letzten 2 Tagen Stuhlgang?	Have you had a bowel movement within the last 2 days?
Haben Sie Probleme beim Zurückhalten des Urins?	Do you have problems with the holding of water?
Werden Sie zur Zeit mit Hormonen behandelt?	Are you being treated with hormones?
Gehen Sie regelmäßig zur Krebsvorsorge?	Do you regularly go for the medical check-up for the detection of cancer?

Deutsch/German	Englisch/English
Wann war die letzte Mammografie?	When was your last mammogram?
Leidet oder litt jemand in Ihrer Familie an Krebs, Diabetes oder zu hohem Blutdruck?	Has one of your family members ever suffered from cancer, diabetes or high blood pressure?

Fragen zum Thema Schmerz

Deutsch/German	Englisch/English
Haben Sie Schmerzen?	Do you have a pain?
Zeigen Sie mir bitte, wo Sie Schmerzen haben.	Please show me where you have pain.
Wie stark sind Ihre Schmerzen?	How strong is your pain?
leicht	slight
mäßig	moderate
stark	strong
sehr stark	very strong
Ist eine Allergie auf ein Schmerzmittel bekannt?	Are you allergic to a pain-killer?
Wenn ja, schreiben Sie uns bitte den Namen des Medikamentes auf.	If so, please write down the name of the medications.
Nahmen Sie in letzter Zeit Schmerzmittel ein?	Have you taken a pain-killer recently?
Ich gebe Ihnen ein Schmerzmittel:	I will give you a pain-killer:
– eine Spritze	– an injection
– eine Tablette	– a pill
– ein Zäpfchen	– a suppository
– Tropfen	– drops
Haben Sie die Schmerzen schon über einen längeren Zeitraum?	Have you been suffering from this pain for a long time?
Hatten Sie schon einmal solche Schmerzen?	Did you ever have such a pain before?

Patientenanweisungen

Deutsch/German	Englisch/English
Bitte schreiben Sie mir das auf.	Please write it down.
Bitte unterschreiben Sie hier.	Please sign here.
Können Sie das bitte ausfüllen.	Please fill out.
Bitte lassen Sie sich ein Wörterbuch in Ihrer Sprache mitbringen.	Please ask your family to bring a dictionary.
Bitte klingeln Sie, wenn Sie etwas brauchen.	Please ring when you need something.
Sie müssen liegen bleiben	Please remain lying down.
Bitte stehen Sie auf.	Please stand up.
Belasten Sie beim Aufstehen nur Ihr rechtes/linkes Bein.	When you stand up, please put the weight on your right/left leg only.
Bitte richten Sie sich auf.	Please sit up.
Bitte setzen sie sich auf die Bettkante.	Please sit at the edge of your bed.
Bitte drehen sie sich auf die Seite.	Please turn to the side.
Bitte heben Sie den Kopf/das Gesäß.	Please lift up your head/your seat.
Sie müssen diese Tablette vor/nach dem Essen einnehmen.	Please take this pill before/after eating.
Sie müssen diese Tablette zerkauen.	Please chew this pill.
Sie müssen diese Tablette in Flüssigkeit auflösen.	Please dissolve this pill in water.
Lassen Sie diese Tablette bitte im Mund zergehen.	Please let this pill melt in your mouth.
Nach Mitternacht dürfen Sie nichts essen und trinken.	Please do not eat or drink after midnight.

Patienten → Pflegepersonal: Fragen und Informationen

Deutsch/German	Englisch/English
Kann ich einen Arzt sprechen?	Can I talk to the doctor, please?
Kann ich meine Angehörigen anrufen?	Can I call my family, please?
Wie lange muss ich hier bleiben?	How long must I stay?
Wie spät ist es?	What's the time?
Darf ich aufstehen?	Am I allowed to stand up?
Kann ich etwas zu essen haben?	Can I have something to eat?
Kann ich etwas zu trinken haben?	Can I have something to drink?
Würden Sie mir ein Schmerzmittel geben?	Please give me a pain-killer.
Würden Sie mir ein Abführmittel geben?	Please give me a laxative.
Würden Sie mir ein Schlafmittel geben?	Please give me a sleeping pill.
Ich muss auf die Toilette.	I must go to the toilet.
Ich habe Schmerzen.	I have a pain.
Mir ist übel.	I feel sick.
Ich bin schwanger.	I am pregnant.
Ich bin auf Penizillin allergisch.	I am allergic to penicillin.

Pflegepersonal → Patienten: Fragen und Informationen

Deutsch/German	Englisch/English
Haben Sie das verstanden?	Did you understand everything?
Soll ich einen Arzt rufen?	Shall I call the doctor?
Müssen Sie zur Toilette?	Do you want to go to the toilet?
Hatten Sie Stuhlgang?	Have you had a bowel movement?

Deutsch/German	Englisch/English
Haben Sie Wasser gelassen?	Have you urinated?
Hier ist die Klingel/Hier ist das Licht.	Here is the bell/Here is the lamp.
Sie müssen ein paar Tage hier bleiben.	You will have to stay here for a few days.
Sie brauchen einige Tage Bettruhe.	You will have to stay in bed for a few days.
Sie müssen operiert werden.	You will have a surgery.
Sie dürfen in den nächsten Stunden nichts mehr essen und trinken.	Do not eat nor drink within the next few hours.
Wir bringen Sie zum Röntgen/EKG.	We will take you to the be X-rayed/to have an ECG now.
Wir bringen Sie zu einer Untersuchung.	We will take you to an examination now.
Wir werden bei Ihnen Blut abnehmen.	We will take a blood sample now.
Sie bekommen eine Nadel in die Vene gelegt.	We will be inserting the needle now.
Sie haben Fieber/kein Fieber.	You have fever/you do not have fever.
Ihr Verband wird jetzt gewechselt.	We will change your bandage now.

Stichwortverzeichnis Körperteile und Organe

Deutsch/German	Englisch/English
Arm	arm
Auge	eye
Bandscheibe	intervertebral disc
Bauch	abdomen/stomach
Becken	pelvis
Bein	leg
Blase	bladder
Blinddarm	appendix

Deutsch/German	Englisch/English
Bronchien	bronchial tubes
Brust/Brustkorb	breast/thorax
Darm	intestine
Daumen	thumb
Ellbogen	elbow
Ferse	heel
Finger	finger
Fuß	foot
Galle	gallbladder
Gelenk	wrist/ankle
Geschlechtsorgane	sexual organ
Gesicht	face
Hals	throat
Hand/Handgelenk	hand/wrist
Haut	skin
Herz	heart
Hoden	testicle
Hüfte	hip
Kiefer	jawbone
Kinn	chin
Knie/Kniescheibe	knee/kneecap
Knöchel	ankle
Knochen	bone
Kopf	head
Körper	body
Leber	liver
Lippe	lip
Lunge	lung

Deutsch/German	Englisch/English
Magen	stomach
Mandeln	tonsil
Mund	mouth
Muskel	muscle
Nacken	neck
Nase	nose
Nerv	nerve
Niere	kidney
Oberkörper	trunk
Oberschenkel	thigh
Ohr	ear
Penis	penis
Rippe	rib
Rücken	back
Scheide	vagina
Schienbein	shin
Schilddrüse	thyroid gland
Schläfe	temple
Schlüsselbein	collarbone
Schulter	shoulder
Sehne	tendon
Stirn/Stirnhöhle	forehead/frontal sinus
Trommelfell	eardrum
Unterleib	abdomen
Wade	calf
Wange	cheek
Wirbel	vertebra
Wirbelsäule	spinal column

Deutsch/German	Englisch/English
Zahn	tooth
Zehe	toe
Zunge	tongue

Stichwortverzeichnis Krankheiten

Deutsch/German	Englisch/English
Abszess	abscess
Allergie	allergy
Angina	angina
Ansteckend	infectious
Arzt/Ärztin	doctor
Asthma	asthma
Atembeschwerden haben	difficulty in breathing
Attest	certificate
Ausschlag	rash
Bänderriß	pulled ligament
Bindehautentzündung	conjunctivitis
Blasenentzündung	cystitis
Blinddarmentzündung	appendicitis
Blut -erguss -gruppe -probe -transfusion -vergiftung	haematoma, bruise blood group blood sample blood transfusion blood poisoning
Blutdruck – zu hoher – zu niedriger	blood pressure – too high – too low
Blutung	haemorrhage
Brechreiz	nausea

Deutsch/German	Englisch/English
Bronchitis	bronchitis
Diagnose	diagnosis
Durchfall	diarrhea
Eiter	pus
entlassen	discharge
Entzündung	inflammation
Erbrechen	vomit
Erkältung	cold
Fieber	fever
Gallensteine	gall-stone
gebrochen	broken
Gehirnerschütterung	concussion
Geschwür	ulcer
Halsschmerzen	sore throat
Hals-Nasen-Ohren-Arzt	ear nose and throat specialist
Hautarzt	skin specialist, dermatologist
Hautkrankheit	skin problems
Herz -anfall -fehler -infarkt	heart attack heart defect cardiac infaction
Heuschnupfen	hay fever
Hexenschuss	lumbago
Hirnhautentzündung	meningitis
Husten	cough
Impfung	vaccination
Infektion	infection
Internist	internist
Kolik	colic

Deutsch/German	Englisch/English
Krampf	cramp, spasm
Krankenschwester	nurse
Krankheit	disease
Lebensmittelvergiftung	food poisoning
Leistenbruch	hernia
Lungenentzündung	pneunomia
Magengeschwür	stomach ulcer
Magenschmerzen	stomach-ache
Mandelentzündung	tonsillitis
Masern	measles
Migräne	migraine
Mittelohrentzündung	inflammation of the middle ear
Nierensteine	kidney stone
Operation	operation
Orthopäde	orthopaedist
Pilzinfektion	fungal infection
Prellung	bruise
Rheuma	rheumatism
Rippenfellentzündung	pleurisy
röntgen	x-rays
Salmonellenvergiftung	salmonella infection
Schlaganfall	stroke
Schmerzen	pain
Schnittwunde	cut
Schnupfen	cold
Schock	shock
Schüttelfrost	shivering fit
Schwangerschaft	pregnancy

Deutsch/German	Englisch/English
Schweißausbruch	sweating
Schwellung	swelling
Schwindel	dizziness
Sehnenzerrung	pulled tendon
Sodbrennen	heartburn
Tetanus	tetanus
Übelkeit	nausea
Urinprobe	urine sample
Urologe	urologist
Verbrennung	burn
Verletzung	injury
Verrenkung	contortion
verschreiben	prescription
Verstauchung	sprain
Verstopfung	constipation
Zerrung	pulled ligament

Deutsch – Griechisch

δ: Aussprache wie das englische „that" (stimmhaft)
θ: Aussprache wie das englische „thanks" (stimmlos)

Das Allerwichtigste

Deutsch/Γερμανικα/Germanika	**Griechisch/Ελληνικα/Ellinika**
Ja	Ναι Ne
Nein	Οχι Ochi
Guten Tag	Γεια σας Jassas (giassas)
Guten Morgen	Καλημερα Kalimera
Gute Nacht	Καληνυχτα Kalinichta
Danke – Bitte	Ευχαριστω – Παρακαλω Efcharisto – Parakalo
Bitte schreiben sie mir das auf.	Σας παρακαλω να μου το γραψετε. Sas parakalo na mu to grapsete.
Bitte zeigen Sie auf die entsprechende Antwort.	Παρακαλω δειξτε μου την αναλογη απαντηση. Parakalo thikste mu tin analogi apantissi.
Sprechen Sie Englisch?	Μιλατε αγγλικα; Milate anglika?
Spricht jemand von Ihren Angehörigen Deutsch oder Englisch?	Μιλα κανενας απο τους δικους σας γερμανικα η αγγλικα; Mila kanenas apo tous thikous sas germanika i anglika?
Schreiben sie bitte Ihren Namen, Geburtsdatum, und Ihre Adresse auf.	Παρακαλω γραψτε το ονομα σας, την ημερομηνια γεννησεως σας και τη διευθυνση σας. Parakalo grapste to onoma sas, tin imerominia geniseos sas ke ti thiefthinssi sas.

Deutsch/Γερμανικα/Germanika	Griechisch/Ελληνικα/Ellinika
Haben Sie Ihre Versicherungskarte dabei?	Εχετε μαζι σας την ασφαλιστικη σας καρτα; Echete masi sas tin assphalisstiki sas karta?
Ist bei Ihnen eine Allergie bekannt auf: – Nahrungsmittel – Medikamente – Pflaster	Ειστε αλλεργικος εναντι: Isste allergikos enandi: – Τροφημων – Trophimon – Φαρμακων – Pharmakon – Λευκοπλαστη – Lefkoplasti
Ist Ihre Blutgruppe bekannt?	Γνωριζετε την ομαδα αιματος σας; Gnorisete tin omatha ematos sas?
Schreiben Sie mir bitte die Telefonnummer von Ihren Angehörigen auf.	Γραψτε μου σας παρακαλω το τηλεφωνο των δικων σας. Grapste mu sas parakalo to tilephono ton dikon sas.
Ich habe das nicht verstanden.	Δεν το καταλαβα. Then to katalawa.

Allgemeine Fragen zur Aufnahme eines Patienten

Deutsch/Γερμανικα/Germanika	Griechisch/Ελληνικα/Ellinika
Bitte beantworten Sie uns folgende Frage.	Παρακαλω απαντηστε τις επομενες ερωτησεις. Parakalo apandiste tis epomenes erotissis.
Wie groß/schwer sind Sie?	Ποσο ψηλος/βαρυς ειστε; Posso psilos/waris isste?
Wie ist die Telefonnummer Ihrer Angehörigen?	Τι τηλεφωνο εχουν οι δικοι σας; Ti tilephono echun i thiki sas?
Wie ist der Name des Hausarztes?	Πως ονομαζεται ο οικογενειακος σας γιατρος; Pos onomasete o ikogeniakos sas jatros?

Deutsch/Γερμανικα/Germanika	Griechisch/Ελληνικα/Ellinika
Lagen Sie schon einmal bei uns im Krankenhaus?	Νοσηλευτηκατε κι αλλη φορα στο νοσοκομειο μας; Nossileftikate ki ali phora sto nossokomio mas?
Nehmen Sie zur Zeit Medikamente ein?	Παιρνετε στο διαστημα αυτο φαρμακα; Pernete sto thasstima afto pharmaka?
Würden Sie bitte den Namen der Medikamente aufschreiben?	Γραφετε σας παρακαλω τα ονοματα των φαρμακων; Graphete sas parakalo ta onomata ton pharmakon?
Geben Sie bitte auch Schmerz-, Schlaf-, Beruhigungs-, Abführmittel und Ovulationshemmer an.	Παρακαλω δηλωστε επισης παυσιπονα, υπνοτικα, ηρεμιστικα, καθαρτικα και αντισυλληπτικα. Parakalo thilosste epissis pafssipona, ipnotika, iremisstika, kathartika ke andissiliptika.
Lassen Sie sich bitte die Medikamente mitbringen.	Φροντιστε να σας φερουν τα φαρμακα. Phrondiste na sas pherun ta pharmaka.
Sind Sie magenempfindlich?	Εχετε ευαισθητο στομαχι; Echete ewesthito stomachi?
Rauchen Sie?	Καπνιζετε; Kapnisete?
Trinken Sie regelmäßig Alkohol?	Πινετε τακτικα οινοπνευματοδη ποτα; Pinete taktika inopnewmatothi pota?
Tragen Sie eine Brille oder Kontaktlinsen?	Φορατε γυαλια η φακους επαφης; Phorate jalia i phakus epaphis?
Tragen Sie Zahnersatz?	Φορατε μασελλα η οδοντικα μεταμοσχευματα; Phorate massela i othondika metamoschewmata?
Tragen Sie ein Hörgerät?	Φορατε ακουστικα; Phorate akusstika?
Können Sie mir das bitte aufschreiben?	Μπορειτε σας παρακαλω αυτο να μου το γραψετε; Borite sas parakalo afto na mu to grapsete?

Allgemeine Fragen zur Anamnese

Deutsch/Γερμανικα/Germanika	Griechisch/Ελληνικα/Ellinika
Leiden Sie unter einer der folgenden Erkrankungen?	Υποφερετε απο τις επομενες αρρωστιες; Ipopherete apo tis epomenes arossties?
– Herzerkrankung/Kreislauferkrankung – Diabetes	– Καρδιακες παθησεις/Παθησεις του κυκλοφοριακου συστηματος – Karthiakes pathissis/Pathissis tu kiklophoriaku sistimatos – Διαβητης (Ζαχαρο) – Thiawitis (Sacharo)
– Thrombose/Gefäßerkrankung	– Θρομβωση/Αγγειακες παθησεις – Thromwossi/Angiakes pathissis
– Durchblutungsstörung	– Διαταραχες του κυκλοφοριακου συστηματος – Thiataraches tu kiklophoriaku sisstimatos
– zu hoher/zu niedriger Blutdruck	– υψηλη/χαμηλη πιεση – ipsili/chamili piessi
– Lungen-/Atemwegerkrankungen, z. B. Asthma	– Πνευμονικες και αναπνευστικες παθησεις, π.χ. ασθμα – Pnewmonikes ke anapnefsstikes pathissis, parathigmatos charin assthma
– Lebererkrankungen	– Παθησεις ηπατος (συκωτι) – Pathissis ipatos (sikoti)
– Nierenerkrankungen	– Νεφροπαθειες – Nephropathies
– Schilddrüsenerkrankungen	– Παθησεις του θυρεοειδους – Pathissis tu thiroithus
– Augenerkrankungen	– Παθησεις οφθαλμων (ματιων) – Pathissis ophthalmon (mation)
– Nervenleiden	– Νευροπαθειες – Newropathies
– Gemütsleiden, z. B. Depressionen	– Ψυχοπαθειες, π.χ. μελαγχολια – Psichopathies, parathigmatos charin melancholia

Deutsch/Γερμανικα/Germanika	Griechisch/Ελληνικα/Ellinika
– Erkrankungen des Skelettsystems, z. B. Wirbelsäulenschäden, Gelenkserkrankungen	– Παθησεις του σκελετου, π.χ. παθησεις της σπονδυλικης στηλης, παθησεις των κλειδωσεων – Pathissis tu skeletu, parathigmatos charin pathissis tis sponthilikis stilis Pathissis ton klithosseon
– einer ansteckenden Krankheit, z. B. Hepatitis, HIV, Tuberkulose	– μια μεταδοτικη αρρωστεια, π.χ. ηπατιτιδα, HIV (AIDS), φυματιωση – mia metathotiki arosstia pi.chi. ipatititha, HIV(AIDS), phimatiossi

Spezielle Fragen zur Anamnese

Chirurgie

Deutsch/Γερμανικα/Germanika	Griechisch/Ελληνικα/Ellinika
Sind Sie gegen Tetanus geimpft?	Ειστε εμβολιασμενος κατα του τετανου; Isste emwoliasmenos kata tu tetanu?
Haben Sie Ihren Impfausweis dabei?	Εχετε μαζι σας το βιβλιαριο εμβολιασμου; Echete masi sas to wiwliario emwoliasmu?
Hatten Sie schon einmal eine Kopfverletzung?	Ειχατε κι αλλη φορα ενα τραυμα στο κεφαλι; Ichate ki ali phora ena trawma sto kephali?
Verspüren Sie ein Taubheitsgefühl in Händen, Armen oder Füßen?	Μηπως δεν αισθανεστε τα χερια, μπρατσα, η τα ποδια σας; Mipos then esthanesste ta cheria, bratsa, i ta pothia sas?
Spüren Sie ein Kribbeln?	Αισθανεστε ενα μουδιασμα; Esthanesste ena muthjasma?
Leiden Sie unter Gedächtnislücken oder Benommenheit?	Υποφερετε απο εν μερει αμνησια η ζαλαδες; Ipopherete apo en meri amnissia i salathes?

Deutsch/Γερμανικα/Germanika	**Griechisch/Ελληνικα/Ellinika**
Waren Sie bewusstlos?	Χασατε τις αισθησεις σας; Chassate tis esthissis sas?
Ist Ihnen übel?	Εχετε ταση εμετου; Echete tassi emetu?
Haben Sie erbrochen?	Κανατε εμετο; Kanate emeto?
Haben Sie Kopfschmerzen?	Εχετε κεφαλοπονο; Echete kephalopono?
Wurden Sie schon einmal operiert?	Εγχειρηστηκατε κι αλλη φορα; Enchirisstikate ki ali phora?

Innere Medizin

Deutsch/Γερμανικα/Germanika	**Griechisch/Ελληνικα/Ellinika**
Hatten Sie in den letzten Tagen Fieber?	Ειχατε τις τελευταιες ημερες πυρετο; Ichate tis teleftees imeres pireto?
Haben Sie Schmerzen beim Wasser lassen?	Πονατε οταν κανετε το νερο σας; Ponate otan kanete to nero sas?
Haben Sie schon einmal Schmerzen in der Brust verspürt?	Ειχατε κι αλλη φορα πονους στο στηθος; Ichate ki ali phora ponus sto stithos?
Ist Ihr Herzschlag manchmal unregelmäßig?	Ειναι ο παλμος της καρδιας σας μερικες φορες οχι κανονικος; Ine o palmos tis karthias sas merikes phores ochi kanonikos?
Hatten Sie schon einen Herzinfarkt?	Ειχατε κανενα εμφραγμα; Ichate kanena enphragma?
Haben Sie einen Herzschrittmacher?	Εχετε βηματοδοτη; Echete wimatothoti?
Hatten Sie schon einen Schlaganfall?	Ειχατε αποπλεξια (εγκεφαλικο); Ichate apopleksia (engephaliko)?
Leiden Sie unter Atemnot?	Υποφερετε απο δυσκολια αναπνοης; Ipopherete apo thisskolia anapnois?
Ist Ihnen schwindelig?	Ζαλιζοσαστε; Salisossasste?

Deutsch/Γερμανικα/Germanika	**Griechisch/Ελληνικα/Ellinika**
Ist Ihnen übel?	Εχετε ταση εμετου; Echete tassi emetu?
Leiden Sie an Diabetes?	Εχετε διαβητη (ζαχαρο); Echete thiawiti (sacharo)?
Wird der Diabetes mit Insulin behandelt?	Γινεται θεραπεια του διαβητη με ινσουλινη; Ginete therapia tu thiawiti me inssulini?
Wird der Diabetes mit Tabletten behandelt?	Γινεται θεραπεια του διαβητη με χαπια; Ginete therapia tu thiawiti me chapia?
Schreiben Sie bitte Name und Dosis des Medikaments auf.?	Γραφετε σας παρακαλω ονομα και δοση του φαρμακου. Graphete sas parakalo onoma ke thossi tu pharmaku.

Gynäkologie

Deutsch/Γερμανικα/Germanika	**Griechisch/Ελληνικα/Ellinika**
Besteht eine Schwangerschaft? Wenn ja, legen Sie bitte (falls vorhanden) Ihren Mutterpass vor.	Ειστε σε ενδιαφερουσα; Αν ναι, δωστε σας παρακαλω (αν εχετε) το δελτιο μητροτητας. Isste se enthiapherussa? An ne, thosste sas parakalo (an echete) to theltio mitrotitas.
Wann war Ihre letzte Periode?	Ποτε ειχατε την τελευταια σας περιοδο; Pote ichate tin teleftea sas periotho?
Ist die Blutung schmerzhaft?	Συνοδευεται η αιμορραγια απο πονους; Sinothewete i emoragia apo ponus?
Ist die Blutung sehr stark/stark/normal?	Ειναι η αιμορραγια : πολλη δυνατη/δυνατη/φυσιολογικη; Ine i emoragia: poli thinati/thinati/phissiolojiki?

Deutsch/Γερμανικα/Germanika	Griechisch/Ελληνικα/Ellinika
Benutzen sie Verhütungsmittel? Pille/Spirale/Diaphragma	Χρησιμοποιειτε αντισυλληπτικα μεσα; Χαπια/σπιραλη/διαφραγμα Chrissimopiite antissiliptika messa? Chapia/spirali/thiaphragma
Ist Ihr Zyklus regelmäßig/unregelmäßig?	Ειναι ο κυκλος (περιοδου) σας κανονικος η εχετε ανωμαλιες; Ine o kiklos (periothu) sas kanonikos i echete anomalies?
Hatten Sie schon eine Geburt/Fehlgeburt/Schwangerschaftsunterbrechung? Wenn ja, schreiben Sie bitte die Anzahl und das Datum auf.	Ειχατε ηδη εναν τοκετο/αποβολη/διακοπη εγκυμοσυνης; Αν ναι γραψετε μας παρακαλω τον αριθμο και την χρονολογια. Ichare ithi enan toketo/apowoli/thakopi engimossinis? An ne grapsete mas parakalo ton arithmo ke tin chronologia.
Hatten Sie in den letzten 2 Tagen Stuhlgang?	Ενεργηθηκατε τις τελευταιες 2 ημερες (κοπρανα); Energithikate tis teleftees 2 imeres (koprana)?
Haben Sie Probleme beim Zurückhalten des Urins?	Μηπως εχετε ακρατια; Mipos echete akratia?
Werden Sie zur Zeit mit Hormonen behandelt?	Μηπως κανετε τωρα καμμια ορμονοθεραπεια; Mipos kanete tora kamia ormonotherapia?
Gehen Sie regelmäßig zur Krebsvorsorge?	Πηγαινετε κανονικα για αντικαρκινικη εξεταση; Pijenete kanonika ja antikarkiniki eksetassi?
Wann war die letzte Mammografie?	Ποτε κανατε την τελευταια μαστογραφια (εξεταση στηθους); Pote kanate tin teleftea mastographia (eksetassi stithus)?
Leidet oder litt jemand in Ihrer Familie an Krebs, Diabetes oder zu hohem Blutdruck?	Υποφερετε η υπεφερε καποιος στην οικογενεια σας απο καρκινο; Ipopherete i ipephere kapios stin ikojenia sas apo karkino?

Fragen zum Thema Schmerz

Deutsch/Γερμανικα/Germanika	Griechisch/Ελληνικα/Ellinika
Haben Sie Schmerzen?	Πονατε; Ponate?
Zeigen Sie mir bitte, wo Sie Schmerzen haben.	Δειξτε μου παρακαλω, που πονατε. Thikste mu parakalo, pu ponate.
Wie stark sind Ihre Schmerzen?	Ποσο δυνατοι ειναι οι πονοι; Posso thinati ine i poni?
leicht	ελαφροι elaphri
mäßig	μετριοι metrii
stark	δυνατοι thinati
sehr stark	πολυ δυνατοι poli thinati
Ist eine Allergie auf ein Schmerzmittel bekannt?	Ειστε αλλεργικος σε παυσιπονα; Iste alerjikos se pafssipona?
Wenn ja, schreiben Sie uns bitte den Namen des Medikaments auf.	Αν ναι, γραψτε μας παρακαλω τα ονοματα των φαρμακων. An ne, grapste mas parakalo ta onomata ton pharmakon.
Nahmen Sie in letzter Zeit Schmerzmittel ein?	Παιρνετε τον τελευταιο καιρο παυσιπονα; Pernete ton telefteo kero pafssipona?
Ich gebe Ihnen ein Schmerzmittel:	Θα σας δωσω ενα παυσιπονο: Tha sas thosso ena pafssipono:
eine Spritze	μια ενεση mia enessi
eine Tablette	ενα χαπι ena chapi
ein Zäpfchen	ενα υποθετο ena ipotheto

Deutsch/Γερμανικα/Germanika	Griechisch/Ελληνικα/Ellinika
Tropfen	σταγονες stagones
Haben Sie die Schmerzen schon über einen längeren Zeitraum?	Πονατε εδω και πολυ καιρο; Ponate etho ke poli kero?
Hatten Sie schon einmal solche Schmerzen?	Ειχατε κι αλλη φορα τετοιους πονους; Ichate ki ali phora tetius ponus?

Patientenanweisungen

Deutsch/Γερμανικα/Germanika	Griechisch/Ελληνικα/Ellinika
Bitte schreiben Sie mir das auf.	Παρακαλω μου το γραφετε. Parakalo mu to graphete.
Bitte unterschreiben Sie hier.	Παρακαλω υπογραψτε εδω. Parakalo ipograpste etho.
Können Sie das bitte ausfüllen?	Μπορειτε να το συμπληρωσετε; Borite na to simblirossete?
Bitte lassen Sie sich ein Wörterbuch in Ihrer Sprache mitbringen.	Παρακαλω φροντιστε να σας φερουν ενα λεξικο στη γλωσσα σας. Parakalo phrondiste na sas pherun ena lexiko sti glossa sas.
Bitte klingeln Sie, wenn Sie etwas brauchen.	Παρακαλω χτυπηστε το κουδουνι, οταν χρειασθητε κατι. Parakalo chtipiste to kuthuni, otan chriasthite kati.
Sie müssen liegen bleiben.	Πρεπει να μεινετε ξαπλωμενος. Prepi na minete xaplomenos (ksaplomenos).
Bitte stehen Sie auf.	Παρακαλω σηκωθητε. Parakalo sikothite.
Belasten Sie beim Aufstehen nur Ihr rechtes/linkes Bein.	Οταν σηκωθητε πατηστε μονο στο δεξι σας / αριστερο σας ποδι. Otan sikothite patiste mono sto theksi sas/arisstero sas pothi.

Deutsch/Γερμανικα/Germanika	**Griechisch/Ελληνικα/Ellinika**
Bitte richten Sie sich auf.	Παρακαλω ορθωθειτε (καθηστε ορθιος). Parakalo orthothite (kathisste orthios).
Bitte setzen sie sich auf die Bettkante.	Παρακαλω καθηστε στην ακρη του κρεβατιου σας. Parakalo kathiste stin akri tu krewatiu sas.
Bitte drehen sie sich auf die Seite.	Παρακαλω γυριστε στο πλευρο σας. Parakalo jirisste sto plewro sas.
Bitte heben Sie den Kopf/das Gesäß.	Παρακαλω σηκωστε το κεφαλι/τον πισινο. Parakalo sikosste to kephali/ton pis-sino.
Sie müssen diese Tablette vor/nach dem Essen einnehmen.	Πρεπει να παιρνετε αυτα τα χαπια πριν/μετα το φαγητο. Prepi na pernete afta ta chapia prin/meta to phajito.
Sie müssen diese Tablette zerkauen.	Αυτα τα χαπια πρεπει να τα μασατε. Afta ta chapia prepi na ta massate.
Sie müssen diese Tablette in Flüssigkeit auflösen.	Διαλυστε αυτα τα χαπια στο νερο. Thialisste afta ta chapia sto nero.
Lassen Sie diese Tablette bitte im Mund zergehen.	Αφηστε τα χαπια να διαλυθουν στο στομα σας. Afisste ta chapia na thialithun sto stoma sas.
Nach Mitternacht dürfen Sie nichts essen und trinken.	Μετα τα μεσανυχτα δεν επιτρεπεται να φατε και να πιειτε απολυτως τιποτε. Meta ta messanichta then epitrepete na phate ke na pjte apolitos tipote.

Patienten → Pflegepersonal: Fragen und Informationen

Deutsch/Γερμανικα/Germanika	Griechisch/Ελληνικα/Ellinika
Kann ich einen Arzt sprechen?	Μπορω να μιλησω με εναν γιατρο; Boro na milisso me enan jatro?
Kann ich meine Angehörigen anrufen?	Μπορω να ειδοποιησω τους δικους μου; Boro na ithopiisso tus thikus mu?
Wie lange muss ich hier bleiben?	Ποσον καιρο πρεπει να μεινω εδω; Posson kero prepi na mino etho?
Wie spät ist es?	Τι ωρα ειναι; Ti ora ine?
Darf ich aufstehen?	Επιτρεπεται να σηκωθω; Epitrepete na sikotho?
Kann ich etwas zu essen haben?	Μπορω να εχω κατι για φαγητο; Boro na echo kati ja phagito?
Kann ich etwas zu trinken haben?	Παρακαλω μου δινετε να πιω κατι; Parakalo mu thinete na pjo kati?
Würden Sie mir ein Schmerzmittel geben?	Μου δινετε ενα παυσιπονο; Mu thinete ena pafssipono?
Würden Sie mir ein Abführmittel geben?	Μου δινετε ενα καθαρτικο; Mu thinete kathartiko?
Würden Sie mir ein Schlafmittel geben?	Μου δινετε ενα υπνοτικο χαπι; Mu thinete ena ipnotiko chapi
Ich muss auf die Toilette.	Θελω να παω στην τουαλετα. Thelo na pao stin tualeta.
Ich habe Schmerzen.	Πονω. Pono.
Mir ist übel.	Εχω ταση εμετου. Echo tassi emetu.
Ich bin schwanger.	Ειμαι σε ενδιαφερουσα. Ime se enthiapherussa.
Ich bin auf Penizillin allergisch.	Ειμαι αλλεργικος στην πενικιλλινη. Ime alerjikos stin penikilini.

Pflegepersonal → Patienten: Fragen und Informationen

Deutsch/Γερμανικα/Germanika	**Griechisch/Ελληνικα/Ellinika**
Haben Sie das verstanden?	Το καταλαβατε; To katalawate?
Soll ich einen Arzt rufen?	Να φωναξω ενα γιατρο; Na phonakso ena jatro?
Müssen Sie zur Toilette?	Θελετε να πατε στην τουαλετα; Thelete na pate stin tualeta?
Hatten Sie Stuhlgang?	Ενεργηθηκατε (κοπρανα); Enerjithikate (koprana)?
Haben Sie Wasser gelassen?	Κανατε το νερο σας; Kanate to nero sas?
Hier ist die Klingel/das Licht.	Εδω ειναι το κουδουνι/το φως. Etho ine to kuthuni/to phos.
Sie müssen ein paar Tage hier bleiben.	Πρεπει να μεινετε μερικες ημερες εδω. Prepi na minete merikes imeres etho.
Sie brauchen einige Tage Bettruhe.	Θα πρεπει να μεινετε μερικες ημερες στο κρεβατι. Tha prepi na minete merikes imeres sto krewati.
Sie müssen operiert werden.	Πρεπει να εγχειρηστειτε. Prepi na enchiristite.
Sie dürfen in den nächsten Stunden nichts mehr essen und trinken.	Τις επομενες ωρες δεν επιτρεπεται να φατε και να πιειτε τιποτε. Tis epomenes ores then epitrepete na phate ke na pjite tipote.
Wir bringen Sie zum Röntgen/EKG	Θα σας παμε για ακτινογραφια/Καρδιογραφημα. Tha sas pame ja aktinohraphia/Karthiographima.
Wir bringen Sie zu einer Untersuchung.	Θα σας παμε για εξεταση. Tha sas pame ja eksetassi.
Wir werden bei Ihnen Blut abnehmen.	Θα σας παρουμε αιμα. Tha sas parume ema.

Deutsch/Γερμανικα/Germanika	Griechisch/Ελληνικα/Ellinika
Sie bekommen eine Nadel in die Vene gelegt.	Θα σας βαλουμε μια βελονα στη φλεβα σας. Tha sas walume mia welona sti phlewa sas.
Sie haben Fieber/kein Fieber.	Εχετε πυρετο/δεν εχετε πυρετο. Echete pireto/then echete pireto.
Ihr Verband wird jetzt gewechselt.	Τωρα θα σας αλλαξουμε τον επι-δεσμο σας. Tora tha sas alaksume ton epithesmo sas.

Stichwortverzeichnis Körperteile und Organe

Deutsch/Γερμανικα/Germanika	Griechisch/Ελληνικα/Ellinika
Arm	βραχιων (μπρατσο) wrachion (bratso)
Auge	ματι mati
Bandscheibe	μεσοσπονδυλιος δισκος messosponthilios thiskos
Bauch	κοιλια kilia
Becken	λεκανη lekani
Bein	σκελος (ποδι) skelos (pothi)
Blase	ουροδοχος κυστη urothochos kissti
Blindarm	σκωληκοειδιτης skolikoithitis
Bronchien	βρογχοι wronchi
Brustkorb	θωρακας thorakas

Deutsch/Γερμανικα/Germanika	**Griechisch/Ελληνικα/Ellinika**
Darm	εντερο endero
Daumen	αντιχειρας antichiras
Ellbogen	αγκωνας angonas
Ferse	φτερνα phterna
Finger	δαχτυλο χεριου thachtilo cherju
Fuß	ποδι pothi
Galle	χολη choli
Gelenk	κλειδωση klithossi
Geschlechtsorgane	γεννητικα οργανα jenitika organa
Gesicht	προσωπο prossopo
Hals	λαιμος lemos
Handgelenk	κλειδωση χεριου klithossi cherju
Haut	δερμα therma
Herz	καρδια karthja
Hoden	αρχιδια archithja
Hüfte	γοφος gophos
Kiefer	γναθος (σαγωνι) gnathos (sagoni)

Deutsch/Γερμανικα/Germanika	Griechisch/Ελληνικα/Ellinika
Kinn	πηγουνι piguni
Kniescheibe	επιγονατιδα epigonatitha
Knöchel	αστραγαλος asstragalos
Knochen	οστα (κοκκαλα) ossta (kokala)
Kopf	κεφαλι kephali
Körper	σωμα soma
Leber	ηπαρ (σηκωτι) ipar (sikoti)
Lippe	χειλη chili
Lunge	πνευμονας pnewmonas
Magen	στομαχι stomachi
Mandeln	αμυγδαλες amigthales
Mund	στομα stoma
Muskel	μυς mis
Nacken	αυχενας (σβερκος) afchenas (swerkos)
Nase	μυτη miti
Nerv	νευρο ne'wro
Niere	νεφρό nefro

Deutsch/Γερμανικα/Germanika	Griechisch/Ελληνικα/Ellinika
Oberkörper	επανω μερος του σωματος epano meros tu somatos
Oberschenkel	μοιρος (μπουτι) miros (buti)
Ohr	αυτι afti
Penis	πεος (ανδρικο γεν. οργανο) peos(andriko genitiko organo)
Rippe	πλευρο plewro
Rücken	ραχη (πλατη) rachi (plati)
Scheide	αιδιο (γυναικ. γεν. οργανο) ethio (ginekio genitiko organo)
Schienbein	κνημιαιο οστο knimieo osto
Schilddrüse	θηρωειδης thiroithis
Schläfe	κροταφος krotaphos
Schlüsselbein	κλειδα klitha
Schulter	ομος omos
Sehne	τενοντας tenondas
Stirn (Stirnhöhle)	ιγμορειο (γναθιαιος κολπος) igmorio (gnathieos kolpos)
Trommelfell	τυμπανο timbano
Unterleib	υπογαστριο ipogasstrio
Wade	γαμπα gamba

Deutsch/Γερμανικα/Germanika	Griechisch/Ελληνικα/Ellinika
Wange	μαγουλο majulo
Wirbelsäule	σπονδυλικη στηλη sponthiliki stili
Zahn	δοντι thondi
Zehe	δαχτυλο ποδιου thachtilo pothju
Zunge	γλωσσα glossa

Stichwortverzeichnis Krankheiten

Deutsch/Γερμανικα/Germanika	Griechisch/Ελληνικα/Ellinika
Abszess	αποστημα aposstima
Allergie	αλλεργια alerjia
Angina	αμυγδαλιτιδα amigthalititha
ansteckend	μεταδοτικη metathotiki
Arzt/Ärztin	ο γιατρος / η γιατρος o jatros/i jatros
Asthma	ασθμα asthma
Atembeschwerden haben	αναπνευστικοι πονοι anapnefstiki poni
Attest	πιστοποιητικο pisstopiitiko
Ausschlag	εξανθημα exanthima
Bänderriss	τομη μυικων δεσμων tomi miikon thesmon

Deutsch/Γερμανικα/Germanika	Griechisch/Ελληνικα/Ellinika
Bindehautentzündung	φλεγμονη ματιου phlegmoni matju
Blasenentzündung	κυστιτιδα kisstititha
Blinddarmentzündung	σκωληκοειδιτηδα skolikoithititha
Blut -erguss	αιματωμα ematoma
-gruppe	ομαδα αιματος omatha ematos
-probe	δειγμα αιματος thigma ematos
-transfusion	μεταγγιση αιματος metangissi ematos
-vergiftung	σηψαιμια sipsemia
Blutdruck	πιεση piessi
- zu hoher	υψηλη ipsili
- zu niedriger	χαμηλη chamili
Blutung	αιμορραγια emoragia
Brechreiz	ταση εμετου tassi emetu
Bronchitis	βρογχιτιδα wronchititha
Diagnose	διαγνωση thiagnossi
Durchfall	διαρροια
Eiter	πυον pion
entlassen	απολυση apolissi
Entzündung	φλεγμονη phlegmoni

Deutsch/Γερμανικα/Germanika	Griechisch/Ελληνικα/Ellinika
Erbrechen	εμετος emetos
Erkältung	κρυολογημα kriologima
Fieber	πυρετος piretos
Gallensteine	πετρα νεφρων petra nephron
gebrochen	καταγμα (σπασημο) katagma (spassimo)
Gehirnerschütterung	εγκεφαλικη διασειση engephaliki thiassissi
Geschwür	αποστημα aposstima
Halsschmerzen	πονολαιμος ponolemos
Hals-Nasen-Ohren-Arzt	ωτορινολαρυγγολογος otorinolaringologos
Hautarzt	δερματολογος thermatologos
Hautkrankheit	δερματιτιδα thermatititha
Herz -anfall -fehler -infarkt	καρδιακη προσβολη karthiaki proswoli καρδιακο λαθος karthiako lathos καρδικο εμφραγμα karthiako emphragma
Heuschnupfen	αλλεργικο συναχι alerjiko sinachi
Hexenschuss	οξεια ισχιαλγια oxia issxhialgia
Hirnhautentzündung	μηνιγγιτιδα minigititha

Deutsch/Γερμανικα/Germanika	Griechisch/Ελληνικα/Ellinika
Husten	βηχας wichas
Impfung	εμβολιο emwolio
Infektion	μολυνση molinssi
Internist	ειδικος παθολογος ithikos pathologos
Kolik	κωλικος kolikos
Krampf	σπασμος spasmos
Krankenschwester	νοσοκομα nossokoma
Krankheit	ασθενεια asthenia
Lebensmittelvergiftung	τροφικη δηλητηριαση trophiki thilitiriassi
Leistenbruch	κηλη kili
Lungenentzündung	πνευμονια pnewmonia
Magengeschwür	ελκος στομαχου elkos stomachu
Magenschmerzen	στομαχοπονος stomachoponos
Mandelentzündung	αμυγδαλιτιδα amigthalititha
Masern	ιλαρα ilara
Migräne	ημικρανια imikrania
Mittelohrentzündung	ωτιτηδα otititha

Deutsch/Γερμανικα/Germanika	Griechisch/Ελληνικα/Ellinika
Nierensteine	πετρες νεφρον petres nephron
Operation	εγχειρηση enchirissi
Orthopäde	ορθοπαιδικος orthopethikos
Pilzinfektion	μυκητιαση mikitiassi
Prellung	χτυπημα συνοδευομενο με αιματομα chtipima sinothewomeno me ematoma
Rheuma	ρευματικα rewmatika
Rippenfellentzündung	πλευριτιδα plewrititha
röntgen	ακτινες (ακτινογραφια) aktines (aktinographia)
Salmonellenvergiftung	δηλητηριαση απο σαλμονελλες thilitiriassi apo salmoneles
Schlaganfall	αποπληξια (εγκεφαλικο) apoplixia (engephaliko)
Schmerzen	πονοι poni
Schnittwunde	πληγη απο κοψιμο pliji apo kapsimo
Schnupfen	συναχι sinachi
Schock	σοκ sok
Schüttelfrost	ριγος rigos
Schwangerschaft	εγκυμοσυνη engimossini
Schweißausbruch	κρυος ιδρωτας krios ithrotas

Deutsch/Γερμανικα/Germanika	Griechisch/Ελληνικα/Ellinika
Schwellung	οιδημα (πρηξιμο) ithima (priksimo)
Schwindel	ζαλη sali
Sehnenzerrung	τραυμα τενωντων trawma tenondon
Sodbrennen	καουρες – ξυναδες kaures – ksinathes
Tetanus	τετανος tetanos
Urinprobe	ουρα ura
Übelkeit	ταση εμετου tassi emetu
Urologe	ουρολογος urologos
Verbrennung	εγκαυμα (καψιμο) engawma (kapsimo)
Verletzung	τραυμα trawma
Verrenkung	διαστρεμμα thiasstrema
Verstauchung	στραμπουλιγμα strabuligma
Verstopfung	δυσκοιλια thisskilia
verschreiben	γραφω συνταγη grapho sindaji
Zerrung	διαταση (μυων, τενωντων) thiatassi (mion, tenonon)

Deutsch – Italienisch

Das Allerwichtigste

Deutsch/Tedesco	Italienisch/Italiano
Ja	Si
Nein	No
Guten Tag (Nachmittag)	Buongiorno (pomeriggio)
Guten Morgen	Buongiorno
Gute Nacht	Buona notte
Danke – Bitte (als Antwort auf Danke) – Bitte (um etwas bitten)	Grazie – Prego (come risposta a grazie) Per favore (per chiedere qualcosa)
Bitte schreiben sie mir das auf.	Per favore, me lo scriva.
Bitte zeigen Sie auf die entsprechende Antwort.	Per favore, indichi la risposta corrispondente.
Sprechen Sie Englisch?	Parla inglese?
Spricht jemand von Ihren Angehörigen Deutsch oder Englisch?	Qualcuno dei Suoi familiari parla tedesco o inglese?
Schreiben sie bitte Ihren Namen, Geburtsdatum und Ihre Adresse auf.	Per favore, scriva il Suo nome, cognome e indirizzo.
Haben Sie Ihre Versicherungskarte dabei?	Ha con sè la Sua tessera dell'assicurazione?
Ist bei Ihnen eine Allergie bekannt auf: – Nahrungsmittel – Medikamente – Pflaster?	Sa di essere allergico a – alimenti – medicine – cerotti?
Ist Ihre Blutgruppe bekannt?	Sa qual è il Suo gruppo sanguigno?
Schreiben Sie mir bitte die Telefonnummer von Ihren Angehörigen auf.	Per favore, mi scriva il numero di telefono dei Suoi familiari.
Ich habe das nicht verstanden.	Non ho capito.

Allgemeine Fragen zur Aufnahme eines Patienten

Deutsch/Tedesco	Italienisch/Italiano
Bitte beantworten Sie uns folgende Frage.	Per favore, risponda a questa domanda.
Wie groß/schwer sind Sie?	Quanto è alto/a e quanto pesa?
Wie ist die Telefonnummer Ihrer Angehörigen?	Qual è il numero di telefono dei Suoi familiari?
Wie ist der Name des Hausarztes?	Come si chiama il Suo medico di famiglia?
Lagen Sie schon einmal bei uns im Krankenhaus?	E' già stato ricoverato qui da noi in ospedale?
Nehmen Sie zur Zeit Medikamente ein?	Sta prendendo delle medicine in questi giorni?
Würden Sie bitte den Namen der Medikamente aufschreiben?	Mi scriva, per favore, il nome di queste medicine.
Geben Sie bitte auch Schmerz-, Schlaf-, Beruhigungs-, Abführmittel und Ovulationshemmer an.	Indichi per favore anche analgesici, calmanti, sonniferi, lassativi e pillola anticoncezionale.
Lassen Sie sich bitte die Medikamente mitbringen.	Si faccia portare queste medicine, per favore.
Sind Sie magenempfindlich?	E' debole di stomaco?
Rauchen Sie?	Fuma?
Trinken Sie regelmäßig Alkohol?	Beve alcol regolarmente?
Tragen Sie eine Brille oder Kontaktlinsen?	Porta occhiali o lenti a contatto?
Tragen Sie Zahnersatz?	Porta la dentiera?
Tragen Sie ein Hörgerät?	Porta un apparecchio acustico?
Können Sie mir das bitte aufschreiben?	Per favore, me lo può scrivere?

Allgemeine Fragen zur Anamnese

Deutsch/Tedesco	Italienisch/Italiano
Leiden Sie unter einer der folgenden Erkrankungen?	Soffre di una delle seguenti malattie?
– Herzerkrankung/Kreislauferkrankung	– malattie cardiache o circolatorie
– Diabetes	– diabete
– Thrombose/Gefäßerkrankung	– trombosi/malattie dei vasi sanguigni
– Durchblutungsstörung	– disturbi di circolazione
– zu hoher/zu niedriger Blutdruck	– pressione alta o pressione bassa
– Lungen-/Atemwegerkrankungen, z. B. Asthma	– malattie dei polmoni o delle vie respiratorie, ad es. asma
– Lebererkrankungen	– malattie del fegato
– Nierenerkrankungen	– malattie renali
– Schilddrüsenerkrankungen	– malattie della tiroide
– Augenerkrankungen	– malattie degli occhi
– Nervenleiden	– disturbi nervosi
– Gemütsleiden, z. B. Depressionen	– disturbi psicolgici, ad es. depressione
– Erkrankungen des Skelettsystems, z. B. Wirbelsäulenschäden, Gelenkerkrankungen	– malattie delle ossa, ad es. lesioni della colonna vertebrale, malattie delle articolazioni
– einer ansteckenden Krankheit z. B. Hepatitis, HIV, Tuberkulose	– malattie contagiose, ad es. epatite, aids, tubercolosi

Spezielle Fragen zur Anamnese

Chirurgie

Deutsch/Tedesco	Italienisch/Italiano
Sind Sie gegen Tetanus geimpft?	Ha la vaccinazione antitetanica?
Haben Sie Ihren Impfausweis dabei?	Ha con sè il libretto delle vaccinazioni?

Deutsch/Tedesco	Italienisch/Italiano
Hatten Sie schon einmal eine Kopfverletzung?	Ha già avuto in passato una ferita alla testa?
Verspüren Sie ein Taubheitsgefühl in Händen, Armen oder Füßen?	Le Sue mani, braccia o piedi sono come insensibili?
Spüren Sie ein Kribbeln?	Sente un formicolio?
Leiden Sie unter Gedächtnislücken oder Benommenheit?	Soffre di vuoti di memoria o di stordimento?
Waren Sie bewusstlos?	Ha perso conoscenza?
Ist Ihnen übel?	Si sente male?
Haben Sie erbrochen?	Ha vomitato?
Haben Sie Kopfschmerzen?	Ha mal di testa?
Wurden Sie schon einmal operiert?	Ha già subito un'operazione?

Innere Medizin

Deutsch/Tedesco	Italienisch/Italiano
Hatten Sie in den letzten Tagen Fieber?	Ha avuto febbre negli ultimi giorni?
Haben Sie Schmerzen beim Wasserlassen?	Le fa male quando deve urinare?
Haben Sie schon einmal Schmerzen in der Brust verspürt?	Ha già sentito dolori al petto?
Ist Ihr Herzschlag manchmal unregelmäßig?	Il Suo battito cardiaco è qualche volta irregolare?
Hatten Sie schon einen Herzinfarkt?	Ha già avuto un infarto?
Haben Sie einen Herzschrittmacher?	Porta il pace-maker?
Hatten Sie schon einen Schlaganfall?	Ha già avuto un colpo apoplettico?
Leiden Sie unter Atemnot?	Soffre di difficoltà respiratorie?
Ist Ihnen schwindelig?	Le gira la testa?
Ist Ihnen übel?	Si sente male?
Leiden Sie an Diabetes?	Soffre di diabete?

Deutsch/Tedesco	Italienisch/Italiano
Wird der Diabetes mit Insulin behandelt?	Il diabete viene curato con l'insulina?
Wird der Diabetes mit Tabletten behandelt?	Il diabete viene curato con delle compresse?
Schreiben Sie bitte Name und Dosis des Medikaments auf.	Scriva per favore nome e dose della medicina.

Gynäkologie

Deutsch/Tedesco	Italienisch/Italiano
Besteht eine Schwangerschaft? Wenn ja, legen sie bitte (falls vorhanden) ihren Mutterpass vor.	E' in atto una gravidanza? Se sì, mostri per favore il Suo libretto di gravidanza.
Wann war Ihre letzte Periode?	Quando è venuta l'ultima mestruazione?
Ist die Blutung schmerzhaft?	Le mestruazioni Le comportano dolori?
Ist die Blutung: sehr stark/stark/normal?	Il flusso mestruale è: molto forte, forte, normale?
Benutzen sie Verhütungsmittel? Pille – Spirale – Diaphragma	Usa dei contraccettivi? Pillola – spirale – diaframma
Ist Ihr Zyklus regelmäßig/unregelmäßig?	Il Suo ciclo mestruale è regolare o irregolare?
Hatten Sie schon eine Geburt/Fehlgeburt/Schwangerschaftsunterbrechung? Wenn ja schreiben Sie bitte die Anzahl und das Datum auf.	Ha già avuto un parto/aborto spontaneo/un'interruzione volontaria di gravidanza? Se sì, scriva per favore quante volte e la data.
Hatten Sie in den letzten 2 Tagen Stuhlgang?	E' andata di corpo negli ultimi due giorni?
Haben Sie Probleme beim Zurückhalten des Urins?	Ha problemi di ritenzione urinaria?
Werden Sie zur Zeit mit Hormonen behandelt?	Fa attualmente una cura ormonale?

Deutsch/Tedesco	Italienisch/Italiano
Gehen Sie regelmäßig zur Krebsvorsorge?	Si sottopone regolarmente alla prevenzione contro il cancro?
Wann war die letzte Mammografie?	Quando ha fatto l'ultima mammografia?
Leidet oder litt jemand in Ihrer Familie an Krebs, Diabetes oder zu hohem Blutdruck?	Qualcuno in famiglia soffre o ha sofferto di cancro, diabete o di pressione alta?

Fragen zum Thema Schmerz

Deutsch/Tedesco	Italienisch/Italiano
Haben Sie Schmerzen?	Ha dei dolori?
Zeigen Sie mir bitte, wo Sie Schmerzen haben.	Mi mostri per favore dove ha dolore.
Wie stark sind Ihre Schmerzen?	Com'è il dolore?
leicht	lieve
mäßig	moderato
stark	forte
sehr stark	molto forte
Ist eine Allergie auf ein Schmerzmittel bekannt?	Sa di essere allergico agli anti-dolorifici?
Wenn ja, schreiben Sie uns bitte den Namen des Medikamentes auf.	Se si, scriva per favore a quale.
Nahmen Sie in letzter Zeit Schmerzmittel ein?	Ha preso ultimamente degli anti-dolorifici?
Ich gebe Ihnen ein Schmerzmittel:	Le do un anti-dolorifico.
eine Spritze	un'iniezione
eine Tablette	una compressa
ein Zäpfchen	una supposta
Tropfen	delle gocce

Deutsch/Tedesco	Italienisch/Italiano
Haben Sie die Schmerzen schon über einen längeren Zeitraum?	Ha questi dolori da molto tempo?
Hatten Sie schon einmal solche Schmerzen?	Ha già avuto questo dolore un'altra volta?

Patientenanweisungen

Deutsch/Tedesco	Italienisch/Italiano
Bitte schreiben Sie mir das auf.	Per favore me lo scriva.
Bitte unterschreiben Sie hier.	Per favore firmi qui.
Können Sie das bitte ausfüllen.	Riempia questo per favore.
Bitte lassen Sie sich ein Wörterbuch in Ihrer Sprache mitbringen.	Per favore si faccia portare un vocabolario nella Sua lingua.
Bitte klingeln Sie, wenn Sie etwas brauchen.	Suoni se ha bisogno di qualcosa.
Sie müssen liegen bleiben	Deve restare sdraiato/a.
Bitte stehen Sie auf.	Per favore si alzi.
Belasten Sie beim Aufstehen nur Ihr rechtes/linkes Bein.	Per alzarsi si appoggi solo sulla gamba destra/sinistra.
Bitte richten Sie sich auf.	Per favore si alzi.
Bitte setzen sie sich auf die Bettkante.	Per favore si sieda sul bordo del letto.
Bitte drehen sie sich auf die Seite.	Per favore si giri sul fianco.
Bitte heben Sie den Kopf/das Gesäß.	Per favore alzi la testa /il bacino.
Sie müssen diese Tablette vor/nach dem Essen einnehmen.	Deve prendere questa compressa prima /dopo i pasti.
Sie müssen diese Tablette zerkauen.	Deve masticare questa compressa.
Sie müssen diese Tablette in Flüssigkeit auflösen.	Deve sciogliere questa compressa in un po' di liquido.
Lassen Sie diese Tablette bitte im Mund zergehen.	Faccia sciogliere in bocca questa compressa.
Nach Mitternacht dürfen Sie nichts essen und trinken.	Dopo mezzanotte non deve più mangiare nè bere.

Patienten → Pflegepersonal: Fragen und Informationen

Deutsch/Tedesco	Italienisch/Italiano
Kann ich einen Arzt sprechen?	Posso parlare con un medico?
Kann ich meine Angehörigen anrufen?	Posso telefonare ai miei familiari?
Wie lange muss ich hier bleiben?	Quanto tempo devo rimanere qui?
Wie spät ist es?	Che ore sono?
Darf ich aufstehen?	Mi posso alzare?
Kann ich etwas zu essen haben?	Posso avere qualcosa da mangiare?
Kann ich etwas zu trinken haben?	Posso avere qualcosa da bere?
Würden Sie mir ein Schmerzmittel geben?	Può darmi qualcosa contro il dolore?
Würden Sie mir ein Abführmittel geben?	Può darmi un lassativo?
Würden Sie mir ein Schlafmittel geben?	Può darmi un sonnifero?
Ich muss auf die Toilette.	Devo andare al bagno.
Ich habe Schmerzen.	Ho dolore.
Mir ist übel.	Sto male.
Ich bin schwanger.	Sono incinta.
Ich bin auf Penizillin allergisch.	Sono allergico/a alla penicillina.

Pflegepersonal → Patienten: Fragen und Informationen

Deutsch/Tedesco	Italienisch/Italiano
Haben Sie das verstanden?	Ha capito?
Soll ich einen Arzt rufen?	Devo chiamare il medico?
Müssen Sie zur Toilette?	Deve andare al bagno?
Hatten Sie Stuhlgang?	E' andato di corpo?
Haben Sie Wasser gelassen?	Ha urinato?

Deutsch/Tedesco	Italienisch/Italiano
Hier ist die Klingel/Hier ist das Licht.	Qui c'é il campanello /qui c'é la luce.
Sie müssen ein paar Tage hier bleiben.	Lei deve rimanere qui un po' di giorni.
Sie brauchen einige Tage Bettruhe.	Lei deve stare alcuni giorni a letto.
Sie müssen operiert werden.	Lei deve essere operato.
Sie dürfen in den nächsten Stunden nichts mehr essen und trinken.	Nelle prossime ore Lei non deve più mangiare nè bere.
Wir bringen Sie zum Röntgen/EKG.	La portiamo a fare una radiografia /un elettrocardiogramma.
Wir bringen Sie zu einer Untersuchung.	La portiamo a fare un'analisi.
Wir werden bei Ihnen Blut abnehmen.	Le preleviamo il sangue.
Sie bekommen eine Nadel in die Vene gelegt.	Le mettiamo un ago nella vena.
Sie haben Fieber/kein Fieber.	Lei ha la febbre /Lei non ha la febbre.
Ihr Verband wird jetzt gewechselt.	Ora cambiamo la fasciatura.

Stichwortverzeichnis Körperteile und Organe

Deutsch/Tedesco	Italienisch/Italiano
Arm	braccio
Auge	occhio
Bandscheibe	disco (intervertebrale)
Bauch	ventre
Becken	bacino
Bein	gamba
Blase	vescica
Blinddarm	appendicite
Bronchien	bronchi
Brust/Brustkorb	petto/torace
Darm	intestino

Deutsch/Tedesco	Italienisch/Italiano
Daumen	pollice
Ellbogen	gomito
Ferse	tallone
Finger	dito
Fuß	piede
Galle	cistifellea
Gelenk	articolazione
Geschlechtsorgane	organi sessuali
Gesicht	faccia
Hals	collo
Hand/Handgelenk	mano/polso
Haut	pelle
Herz	cuore
Hoden	testicoli
Hüfte	anca
Kiefer	mascella
Kinn	mento
Knie/Kniescheibe	ginocchio/rotula
Knöchel	malleolo
Knochen	osso
Kopf	testa
Körper	corpo
Leber	fegato
Lippe	labbro
Lunge	polmone
Magen	stomaco
Mandeln	tonsille
Mund	bocca

Deutsch/Tedesco	Italienisch/Italiano
Muskel	muscolo
Nacken	nuca
Nase	naso
Nerv	nervo
Niere	rene
Oberkörper	busto
Oberschenkel	coscia
Ohr	orecchio
Penis	pene
Rippe	costola
Rücken	schiena
Scheide	vagina
Schienbein	stinco
Schilddrüse	tiroide
Schläfe	tempia
Schlüsselbein	clavicola
Schulter	spalla
Sehne	tendine
Stirn/Stirnhöhle	fronte/seno frontale
Trommelfell	timpano
Unterleib	sottopancia
Wade	polpaccio
Wange	guancia
Wirbel	vertebra
Wirbelsäule	colonna vertebrale
Zahn	dente
Zehe	dito del piede
Zunge	lingua

Stichwortverzeichnis Krankheiten

Deutsch/Tedesco	Italienisch/Italiano
Abszess	ascesso
Allergie	allergia
Angina	angina (mal di gola)
Ansteckend	contagioso
Arzt/Ärztin	medico/dottoressa
Asthma	asma
Atembeschwerden haben	avere difficoltà respiratorie
Attest	certificato
Ausschlag	eruzione cutanea (irritazione)
Bänderriß	rottura dei tendini
Bindehautentzündung	congiuntivite
Blasenentzündung	cistite
Blinddarmentzündung	appendicite
Blut -erguss -gruppe -probe -transfusion -vergiftung	ematoma gruppo sanguigno analisi del sangue trasfusione avvelenamento del sangue
Blutdruck – zu hoher – zu niedriger	pressione sanguigna – troppo alta – troppo bassa
Blutung	emorragia, mestruazione
Brechreiz	conati di vomito
Bronchitis	bronchite
Diagnose	diagnosi
Durchfall	diarrea
Eiter	pus
entlassen	dimesso

Deutsch/Tedesco	Italienisch/Italiano
Entzündung	infiammazione
Erbrechen	vomitare
Erkältung	raffreddore
Fieber	febbre
Gallensteine	calcoli della cistifellea
gebrochen	rotto (Knochen)
Gehirnerschütterung	commozione cerebrale
Geschwür	ulcera
Halsschmerzen	mal di gola
Hals-Nasen-Ohren-Arzt	otorino
Hautarzt	dermatologo
Hautkrankheit	malattia della pelle
Herz -anfall -fehler -infarkt	attacco di cuore malformazione cardiaca infarto
Heuschnupfen	raffreddore da fieno
Hexenschuss	botta della strega (lombaggine)
Hirnhautentzündung	meningite
Husten	tosse
Impfung	vaccino
Infektion	infezione
Internist	internista
Kolik	colica
Krampf	crampo
Krankenschwester	infermiera
Krankheit	malattia
Lebensmittelvergiftung	intossicazione alimentare
Leistenbruch	ernia inguinale

Deutsch/Tedesco	Italienisch/Italiano
Lungenentzündung	polmonite
Magengeschwür	ulcera gastrica
Magenschmerzen	mal di stomaco
Mandelentzündung	tonsillite
Masern	morbillo
Migräne	emicrania
Mittelohrentzündung	otite
Nierensteine	calcoli renali
Operation	operazione
Orthopäde	ortopedico
Pilzinfektion	infezione da fungo
Prellung	contusione
Rheuma	reumatismi
Rippenfellentzündung	infiammazione intercostale
röntgen	fare una radiografia
Salmonellenvergiftung	avvelenamento da salmonella
Schlaganfall	colpo apoplettico
Schmerzen	dolori
Schnittwunde	ferita da taglio
Schnupfen	raffreddore
Schock	schock
Schüttelfrost	brividi
Schwangerschaft	gravidanza
Schweißausbruch	sudore
Schwellung	gonfiore
Schwindel	vertigini
Sehnenzerrung	stiramento del tendine
Sodbrennen	bruciore di stomaco

Deutsch/Tedesco	Italienisch/Italiano
Tetanus	tetano
Übelkeit	nausea
Urinprobe	analisi delle urine
Urologe	urologo
Verbrennung	ustione
Verletzung	ferita
Verrenkung	distorsione
verschreiben	prescrivere
Verstauchung	slogatura
Verstopfung	stitichezza
Zerrung	stiramento

Deutsch – Polnisch

Das Allerwichtigste

Deutsch/Niemiecki	Polnisch/Polski
Ja	Tak
Nein	Nie
Guten Tag	Dzień dobry
Guten Morgen	Dzień dobry
Gute Nacht	Dobranoc
Danke – Bitte	Dziękuję – Proschę
Bitte schreiben sie mir das auf.	Proschę mit to napisać.
Bitte zeigen Sie auf die entsprechende Antwort	Proschę pokazać poprawną odpowiedź
Sprechen Sie Englisch?	Mowi pan/pani po angielsku?
Spricht jemand von Ihren Angehörigen Deutsch oder Englisch?	Rozmawia ktoś z pańskiej rodziny/ znajomych po niemiecku albo po angielsku?
Schreiben sie bitte Ihren Namen, Geburtsdatum, und Ihre Adresse auf.	Proschę napisać pańskie nazwisko, datę urodzenia i adres zamieschkania.
Haben Sie Ihre Versicherungskarte dabei?	Ma pani/pan kartę ubezpieczeniową przy sobie?
Ist bei Ihnen eine Allergie bekannt auf: – Nahrungsmittel – Medikamente – Pflaster	Ma pani/pan jakieś alergię – Środek spożywczy (artykuł) – Lakarstwa – Plaster
Ist Ihre Blutgruppe bekannt?	Zna pani/pan swoją grupe krwi?
Schreiben Sie mir bitte die Telefonnummer von Ihren Angehörigen auf	Proszę mi napisać numer telefonu od pańiskiej rodziny.
Ich habe das nicht verstanden	Ja tego nie zrozumiałam/łem.

Allgemeine Fragen zur Aufnahme eines Patienten

Deutsch/Niemiecki	Polnisch/Polski
Bitte beantworten Sie uns folgende Frage!	Proschę odpowiedzieć nam na następujące pytania!
Wie groß/schwer sind Sie?	Wzrost/ile pani/pan waży?
Wie ist die Telefonnummer Ihrer Angehörigen?	Proszę mit podać numer telefonu od pani/pana rodziny/znajomych?
Wie ist der Name des Hausarztes?	Jak sai nazywa pani/pana lekarz domowy?
Lagen Sie schon einmal bei uns im Krankenhaus?	Leżał/a pan/pani już u nas wschpitalu?
Nehmen Sie Medikamente ein?	Bierze pani/pan chwilowo jakieś lekarstwa?
Würden Sie bitte den Namen der Medikamente aufschreiben?	Proschę mi napisać nazwę tego lekarstwa?
Geben Sie bitte auch Schmerz-, Schlaf-, Beruhigungs-, Abführmittel und Ovulationshemmer an.	Bierze pani/pan lekarstwa przećiw bōlowe-środki na spanie środki uspokajające-, przeczyszczające albo tabletki przeciwko zajściu w ciążę.
Lassen Sie sich bitte die Medikamente mitbringen.	Proszę się samodielnie zaopatrzyć w te lekarstwa ktōre pani/pan codiennie musi brać – w tym schpitalu pani/pan tych lekarstw niedostanie.
Sind Sie magenempfindlich?	Ma pani/pan problemy z żełądkiem?
Rauchen Sie?	Pali pani/pan papierosy?
Trinken Sie regelmäßig Alkohol?	Pije pani/pan regularnie alkohol?
Tragen Sie eine Brille oder Kontaktlinsen?	Ma pani/pan okulary albo szkła kontaktowe?
Tragen Sie Zahnersatz?	Ma pni/pan protezę (zęby)?
Tragen Sie ein Hörgerät?	Ma pani/pan aparat słuchowy?
Können Sie mir das bitte aufschreiben.	Proschę mit to napisać.

Allgemeine Fragen zur Anamnese

Deutsch/Niemiecki	Polnisch/Polski
Leiden Sie unter einer der folgenden Erkrankungen?	Ma pani/pan nastćpujące choroby?
– Herzerkrankung/Kreislauferkrankung	– Horobę serza/problemy z krążeniem krwi
– Diabetes	– Diabetys
– Thrombose/Gefäßerkrankung	– Żylaki/schorzenie naczyń (krwionośnych)
– Durchblutungsstörung	– Problemy z przepływem krwi
– Zu hoher/zu niedriger Blutdruck	– Za wasokie/za niskie ćiśnienie
– Lungen-/Atemwegerkrankungen, z. B. Asthma	– Płuca-problemy z oddychaniem naprzykład astma
– Lebererkrankungen	– Chorą wątrobę
– Nierenerkrankungen	– Chore nerki
– Schilddrüsenerkrankungen	– Zchorzenie tarczycy
– Augenerkrankungen	– Problemy ze wzrokiem
– Nervenleiden	– Chorobę nerwów
– Gemütsleiden, z. B. Depressionen	– cierpienia umysłowe na przykład depresję
– Erkrankungen des Skelettsystems, z. B.Wirbelsäulenschäden, Gelenks-erkrankungen	– Chorobę szkieletu na przykład uschkodzenie kręgosłupa, stawow
– Einer ansteckenden Krankheit, z. B. Hepatitis, HIV, Tuberkulose	– Choroby zaraźLiwe na przykład: żółtaczka, HIV (Eids), gruźlica

Spezielle Fragen zur Anamnese

Chirurgie

Deutsch/Niemiecki	Polnisch/Polski
Sind Sie gegen Tetanus geimpft?	Jest pani/pan przećiwko teżcowi zaszczepiony?
Haben Sie Ihren Impfausweis dabei?	Ma pani/pan przy sobie dowōd szczepienia?
Hatten Sie schon einmal eine Kopfverletzung?	Czy miał pan/pani kiedyś zranienie głowy?
Verspüren Sie ein Taubheitsgefühl in Händen, Armen, oder Füßen?	Ma pani/pan uczucie niedowładności wdłoniach; rekach albo nogach?
Spüren Sie ein Kribbeln?	Czuje pani/pan swędzenie/łaskotanie?
Leiden Sie unter Gedächtnislücken oder Benommenheit?	Ma pani/pan utratę pamięci albo oszotomienie?
Waren Sie bewusstlos?	Czy pan/pani już kiedyś zemdlał/a?
Ist Ihnen übel?	Jest pani/panu niedobrze?
Haben Sie erbrochen?	Czy pan/pani wymiotował/a?
Haben Sie Kopfschmerzen?	Ma pani/pan bōle głowy?
Wurden Sie schon einmal operiert?	Był/a pan/pani kiedyś operowany/a?

Innere Medizin

Deutsch/Niemiecki	Polnisch/Polski
Hatten Sie in den letzten Tagen Fieber?	Miał/a pan/pani w ostatinich dniach temperaturę?
Haben Sie Schmerzen beim Wasserlassen?	Ma pani/pan bōle podczas oddawaniu moczu?
Haben Sie schon einmal Schmerzen in der Brust verspürt?	Miał/a pani/pan już kiedyś bōle w piersiach?
Ist Ihr Herzschlag manchmal unregelmäßig?	Ma pani/pan problemy z serzem/nie regularne bicie serca?
Hatten Sie schon einen Herzinfarkt?	Miał/a pan/pani kiedyś zawałserza?

Deutsch/Niemiecki	Polnisch/Polski
Haben Sie einen Herzschrittmacher?	Ma pani/pan zastawkę serca?
Hatten Sie schon einen Schlaganfall?	Miał/a pan/pani kiedyś udar mōzgu/ apopleksję?
Leiden Sie unter Atemnot?	Ma pani/pan problemy z oddychanim?
Ist Ihnen schwindelig?	Kręći się pani/panu w głowie?
Ist Ihnen übel?	Jest pani/panu niedobrze?
Leiden Sie an Diabetes?	Jest pani/pan diabetyczka/tyk?
Wird der Diabetes mit Insulin behandelt?	Bierze pani/pan na diabetys insulinę?
Wird der Diabetes mit Tabletten behandelt?	Bierze pani/pan na diabetys tabletki?
Schreiben Sie bitte Name und Dosis des Medikamentes auf.	Proszę napisać nazwę i dozowanie lekarstwa.

Gynäkologie

Deutsch/Niemiecki	Polnisch/Polski
Besteht eine Schwangerschaft? Wenn ja, legen Sie bitte (falls vorhanden) ihren Mutterpass vor.	Jest pani w ciąży? Jak tak proszę pokazać zaświadczenie o ciaży (jak pani to zaświadczenie posiada!)
Wann war Ihre letzte Periode	Kiedy miała pani ostationią mieśiączkę?
Ist die Blutung schmerzhaft?	Czy ma pani bolesne mieśiączki?
Ist die Blutung sehr stark/stark/normal?	Czy pani mieśiączki są: bardzomocne/ mocne/normalne?
Benutzen sie Verhütungsmittel? Pille/Spirale/Diaphragma	Bierze pani tabletki przeciwko zajśćiu w ćiążę, spiralę albo diafragmę?
Ist Ihr Zyklus regelmäßig/unregelmäßig?	Jest pani mieśiączka regularna/ nieregularna?
Hatten Sie schon eine Geburt/Fehlgeburt/Schwangerschaftsunterbrechung? Wenn ja, schreiben Sie bitte die Anzahl und das Datum auf.	Czy pani już rodziła/niedonoszona-ciażą/skrobanka? Jak tak, proszę napisać ile i kiedy.

Deutsch/Niemiecki	Polnisch/Polski
Hatten Sie in den letzten 2 Tagen Stuhlgang?	Czy oddała pani w ostatich 2 dniach stolec (wyprōżnienie)?
Haben Sie Probleme beim Zurückhalten des Urins?	Czy ma pani problemy z zaczymaniem moczu?
Werden Sie zurzeit mit Hormonen behandelt?	Czy bierze pani tymczasowo hormony (leczenie)?
Gehen Sie regelmäßig zur Krebs-vorsorge?	Chodzi pani regularnie na prześwietle-nie piersi?
Wann war die letzte Mammographie?	Kiedy była pani ostationio na prześ-wietleniu piersi?
Leidet oder litt jemand in Ihrer Familie an Krebs, Diabetes oder zu hohem Blutdruck?	Ma albo miał ktoś już w pani rodzinie raka, diabetys albo za wasokie ćiśnie-nie?

Fragen zum Thema Schmerz

Deutsch/Niemiecki	Polnisch/Polski
Haben Sie Schmerzen?	Ma pani/pan bōle?
Zeigen Sie mir bitte, wo Sie Schmerzen haben?	Proszę mit pokazać gdzie panią/pana boli?
Wie stark sind Ihre Schmerzen?	Jakie mocne są te bōle
leicht	Lekkie
mäßig	Umiarkowane
stark	Mocne
sehr stark	Bardzo mocne
Ist eine Allergie auf ein Schmerzmittel bekannt?	Jest pani/pan alergiczna/y na jakieś lekarstwa przećiw bōlowe?
Wenn ja, schreiben Sie uns bitte den Namen des Medikaments auf.	Jak tak to proszę nam napisać nazwe tege lekarstwa.
Nahmen Sie in letzter Zeit Schmerz-mittel ein?	Czy brał/a pan/pani w ostatnim czaśie lekarstwa przećiw bōlowe?

Deutsch/Niemiecki	Polnisch/Polski
Ich gebe Ihnen ein Schmerzmittel:	pani/pan dostanie coś przećiwko bōlom
eine Spritze	Zaszczyk
eine Tablette	Tabletkę
ein Zäpfchen	Czopek
Tropfen	Krople
Haben Sie die Schmerzen schon über einen längeren Zeitraum?	Jak długo ma pani/pan te bōle?
Hatten Sie schon einmal solche Schmerzen?	Czy miał/a pan/pani już kiedyś takie bōle?

Patientenanweisungen

Deutsch/Niemiecki	Polnisch/Polski
Bitte schreiben Sie mir das auf.	Proszę mit to napisać.
Bitte unterschreiben Sie hier.	Proszę tutaj podpisać.
Können Sie das bitte ausfüllen?	Czy może pan pani to wypełnić?
Bitte lassen Sie sich ein Wörterbuch in Ihrer Sprache mitbringen.	Porsczę się zaopatrzyć w słownik niemiecki?
Bitte klingeln Sie, wenn Sie etwas brauchen.	Proszę dzwonić jak pani/pan czegoś potrzebuje.
Sie müssen liegen bleiben.	pani/pan musi leżeć.
Bitte stehen Sie auf.	Proszę wstać.
Belasten Sie beim Aufstehen nur Ihr rechtes/linkes Bein.	Proszę przy wstaniu tylko na prawej/lewej nodze stać.
Bitte richten Sie sich auf.	Proszę sie podnieść.
Bitte setzen sie sich auf die Bettkante.	Proszę usiąść na randze łōżka.
Bitte drehen sie sich auf die Seite.	Proszć sie odwrōcić na drugą stronę.
Bitte heben Sie den Kopf/das Gesäß.	Proszę podniesć głowę/pupe.
Sie müssen diese Tablette vor/nach dem Essen einnehmen.	Pani/pan musi wziąść tabletkę przed jedzeniem/po jedzeniu.

Deutsch/Niemiecki	Polnisch/Polski
Sie müssen diese Tablette zerkauen.	Pani/pan muśi tabletkę pogryźć.
Sie müssen diese Tablette in Flüssigkeit auflösen.	Pani/pan musi tabletki w wodzie-rozpuśćić.
Lassen Sie diese Tablette bitte im Mund zergehen.	Proszę tą tabletkę w buzi rozpuśćić.
Nach Mitternacht dürfen Sie nichts mehr essen und trinken.	Po północy nie może pani/pan ni więcej jeść i pić.

Patienten → Pflegepersonal: Fragen und Informationen

Deutsch/Niemiecki	Polnisch/Polski
Kann ich einen Arzt sprechen?	Czy mogę rozmawiać z lekarzem?
Kann ich meine Angehörigen anrufen?	Czy mogę do mojej rodziny zadzwonić?
Wie lange muss ich hier bleiben ?	Jak długo muszę tutaj zostać?
Wie spät ist es?	Która godzina?
Darf ich aufstehen?	Czy mogę wstać?
Kann ich etwas zu essen haben?	Czy mogę dostać coś do jedzenia?
Kann ich etwas zu trinken haben?	Czy mogę dostać coś do picia?
Würden Sie mir ein Schmerzmittel geben?	Czy mogć dostać coś przeciwko bólom?
Würden Sie mir ein Abführmittel geben?	Czy mogę dostać środek przeczyszczający
Würden Sie mir ein Schlafmittel geben?	Czy mogę dostać tabletkę na spanie?
Ich muss auf die Toilette.	Ja muszę do ubikacji.
Ich habe Schmerzen.	Ja mam bóle.
Mir ist übel.	Mi jest źle.
Ich bin schwanger.	Ja jestem w ciąży.
Ich bin auf Penizillin allergisch.	Ja jestam przećiw penicylinie alergiczna/y.

Pflegepersonal → Patienten: Fragen und Informationen

Deutsch/Niemiecki	Polnisch/Polski
Haben Sie das verstanden?	Czy pani/pan zrozumiał/a?
Soll ich einen Arzt rufen?	Czy mam zawołać lekarza?
Müssen Sie zur Toilette?	Czy musi pani/pan do toalety?
Hatten Sie Stuhlgang?	Czy oddał/a pan/pani stolec(wypróżnienie)?
Haben Sie Wasser gelassen?	Czy pani/pan oddał/a mocz?
Hier ist die Klingel/das Licht.	Tutaj Jest dzwonek/totaj jest światło.
Sie müssen ein paar Tage hier bleiben.	Pani/pan muśi parę dni tutaj zostać.
Sie brauchen einige Tage Bettruhe.	Pani/pan muśi parć dni zostać w łóżku.
Sie müssen operiert werden.	Pani/pan muśi być operowany.
Sie dürfen in den nächsten Stunden nichts mehr essen und trinken.	Pani/pan nie może teraz nic więcej jeść ani pić.
Wir bringen Sie zum Röntgen/EKG	Ja panią/pana zaprowadzę na rętgena/ EKG.
Wir bringen Sie zu einer Untersuchung.	Ja zaprowadzę panią/pana na badanie.
Wir werden bei Ihnen Blut abnehmen.	Ja pobiorę pani/panu krew.
Sie bekommen eine Nadel in die Vene gelegt.	Pani/pan dostanie igłe do żyły.
Sie haben Fieber/kein Fieber.	Ma pani/pan goraczkę/ żadnej gorączki.
Ihr Verband wird jetzt gewechselt.	Ja zmienię pni/panu opatrunek.

Stichwortverzeichnis Körperteile und Organe

Deutsch/Niemiecki	Polnisch/Polski
Arm	Ręka
Auge	Oko
Bandscheibe	Pierśćień kręgowy

Deutsch/Niemiecki	Polnisch/Polski
Bauch	Bżuch
Becken	Miednica
Bein	Noga
Blase	Pęcherz
Blindarm	Wyrostek robaczkowy
Bronchien	Oskrzela
Brust/Brustkorb	Klatka/klatka-pierśiowa
Darm	Kiszka/jelito
Daumen	Kćiuk
Ellbogen	Łokieć
Ferse	Pięta
Finger	Palec
Fuß	Stopa
Galle	żōłć
Gelenk	Staw
Geschlechtsorgane	Narząd płćiowy
Gesicht	Twarz
Hals	Szyja
Hand/Handgelenk	Przegub/przegub-ręki
Haut	Skōra
Herz	Serce
Hoden	Jądro
Hüfte	Biodro
Kiefer	Szczęka/żuchwowa
Kinn	Podbrōdek
Knie/Kniescheibe	Rzepka/Rzepka w kolanie
Knöchel	Kostka
Knochen	Kość

Deutsch/Niemiecki	Polnisch/Polski
Kopf	Głowa
Körper	Ciało
Leber	Wątroba
Lippe	Warga
Lunge	Płōca/o
Magen	Żełądek
Mandeln	Migdały
Mund	Usta
Muskel	Mięśie
Nacken	Kark
Nase	Nos
Nerv	Nerw
Niere	Nerka
Oberkörper	Gōrna cześćciała
Oberschenkel	Udo
Ohr	Ucho
Penis	Penis
Rippe	Żebro
Rücken	Plecy
Scheide	Pochwa
Schienbein	Kość piszczelowa
Schilddrüse	Tarczyca
Schläfe	Skroń
Schlüsselbein	Obojczyk
Schulter	Ramię
Sehne	Ścięgno
Stirnhöhle	Zatoka czołowa
Trommelfell	Bębenek ucha

Deutsch/Niemiecki	Polnisch/Polski
Unterleib	Podbrzusze
Wade	Łydka
Wange	Policzek
Wirbelsäule	Kręgosłup
Zahn	Ząb
Zehe	Palce od stopy
Zunge	Język

Stichwortverzeichnis Krankheiten

Deutsch/Niemiecki	Polnisch/Polski
Abszess	Ropień
Allergie	Alergia
Angina	Angina
ansteckend	Zaraźliwe
Arzt/Ärztin	Lekarz/Lekarka
Asthma	Astma
Atembeschwerden haben	Problemy z oddychaniem duszność
Attest	Zaświadczenie Lek.
Ausschlag	Wysypka
Bänderriss	Zerwanie ścięgna
Bindehautentzündung	Zapalenie spojōwek
Blasenentzündung	Zapalenie pecherza
Blinddarmentzündung	Zapalenie wyrostka robaczkowego
Blut -erguss -gruppe -probe -transfusion -vergiftung	Wylew-krwi Grupa-krwi Oddanie-krwi Transfuzja-krwi zakażenie-krwi

Deutsch/Niemiecki	Polnisch/Polski
Blutdruck - zu hoher - zu niedriger	Ciśnienie krwi – Za wysokie – Za niskie
Blutung	Krwotok
Brechreiz	Mdłość
Bronchitis	Bronchit
Diagnose	Diagnoza
Durchfall	Biegunka
Eiter	Ropa
Entlassen	Wypuścić
Entzündung	Zapalenie
Erbrechen	Zwymiotować
Erkältung	Przeźiębienie
Fieber	Gorączka
Gallensteine	Kamień żółciowy
Gebrochen	Złamany
Gehirnerschütterung	Wstrzas mōzgu
Geschwür	Wrzōd/ropień
Halsschmerzen	Bōle gardła
Hals-Nasen-Ohren-Arzt	Lekarz od gardła–nosa–ucha-
Hautarzt	Lekarz skōrny
Hautkrankheit	Choroba skōry
Herz -anfall -fehler -infarkt	Zawał serza Wada serza Zawał serza
Heuschnupfen	Katar śienny
Hexenschuss	Lumbago/postrzał
Hirnhautentzündung	Zapalenie mōzgu
Husten	Kaszel

Deutsch/Niemiecki	**Polnisch/Polski**
Impfung	Szczepienie
Infektion	Infekcja
Internist	Internist
Kolik	Kolka
Krampf	Kramf
Krankenschwester	Pielęgniarka
Krankheit	Choroba
Lebensmittelvergiftung	Zatrucie żywnośćią
Leistenbruch	Przepuklina pachwowa
Lungenentzündung	Zapalenie płōc
Magengeschwür	Wżōd na żełądku
Magenschmerzen	Bōle brzucha
Mandelentzündung	Zapalenie migdałow
Masern	Odra
Migräne	Migrena
Mittelohrentzündung	Zapalenie ucha środkowego
Nierensteine	Kamień nerkowy
Operation	Operacja
Orthopäde	Ortopeda
Pilzinfektion	Grzybica
Prellung	Stłuczenie
Rheuma	Reumatyzm
Rippenfellentzündung	Zapalenie opłōcnej
röntgen	Prześwietl. rentgena
Salmonellenvergiftung	Sallmonelle
Schlaganfall	Udar mōzgu
Schmerzen	Bōle/dolegliwość
Schnittwunde	Zranienie (Przecięćie)

Deutsch/Niemiecki	Polnisch/Polski
Schnupfen	Katar
Schock	Szok
Schüttelfrost	Dreszcze
Schwangerschaft	Ciąża
Schweißausbruch	Wystąpienie potu
Schwellung	Spuchnięćie
Schwindel	Kręci się w głowie
Sehnenzerrung	Zerwanie ścięgna
Sodbrennen	Zgaga
Tetanus	Tężec
Urinprobe	Prōba moczu
Übelkeit	Mdłość nudmość
Urologe	Urologia
Verbrennung	Oparzenie
Verletzung	Zranienie/przecięćie
Verrenkung	Zranienie
Verstauchung	Skręcenie/zwichnięćie
Verstopfung	Zaparćie
verschreiben	Przepisać
Zerrung	Nadwyrężenie

Deutsch – Serbokroatisch

Das Allerwichtigste

Deutsch/Njemacki	Serbokroatisch/Srpsko-hrvatski
Ja	Da
Nein	Ne
Guten Tag	Dobar dan
Guten Morgen	Dobro jutro
Gute Nacht	Laku noć
Danke – Bitte	Hvala – molim
Bitte schreiben Sie mir das auf.	Molimo vas da napišete to.
Bitte zeigen Sie auf die entsprechende Antwort	Molimo da pokazete na odgovor.
Sprechen Sie Englisch?	Da li pričate engleski?
Spricht jemand von Ihren Angehörigen Deutsch oder Englisch?	Da li priča neko od vaše rodbine njemacki ili engleski?
Schreiben sie bitte Ihren Namen, Geburtsdatum und Ihre Adresse auf.	Napisite ime, datum rodéna i vašu adresu.
Haben Sie Ihre Versicherungskarte dabei?	Imatli vašu karticu od vašeg zdravstvenog osiguranja?
Ist bei Ihnen eine Allergie bekannt auf: – Nahrungsmittel – Medikamente – Pflaster	Da li ste na nećega alergićni – Hranu – Medikamente – Flastere
Ist Ihre Blutgruppe bekannt?	Koja je vaša krvna grupa?
Schreiben Sie mir bitte die Telefonnummer von Ihren Angehörigen auf.	Molimo vas da nama napistete broj od vase rodbine.
Ich habe das nicht verstanden.	Ja to nisam razumjela/razumjeo.

Allgemeine Fragen zur Aufnahme eines Patienten

Deutsch/Njemacki	Serbokroatisch/Srpsko-hrvatski
Bitte beantworten Sie uns folgende Frage!	Odgovorite nam na ova pitanja!
Wie groß/schwer sind Sie?	Koliko ste visoki/teski?
Wie ist die Telefonnummer Ihrer Angehörigen?	Koji je broj od vaše porodice roctake?
Wie ist der Name des Hausarztes?	Koje vas kućni doktor?
Lagen Sie schon einmal bei uns im Krankenhaus?	Jestli već bili kod nas u bolnici?
Nehmen Sie zurzeit Medikamente ein?	Uzimateli trenutno neke medikamente?
Würden Sie bitte den Namen der Medikamente aufschreiben?	Molimo vas napisite nama ime ode vaseg medikamenta?
Geben Sie bitte auch Schmerz-, Schlaf-, Beruhigungs-, Abführmittel und Ovulationshemmer an.	Ako uzimate napisite nama isto Medikamente protiv boleva, sredstvo za umirenje, lijek za ciscenje, pilulu za sprjecavanje zaceca.
Lassen Sie sich bitte die Medikamente mitbringen.	Neka vam neko donese medikamente.
Sind Sie magenempfindlich?	Da li ste osjetljivi na stomak?
Rauchen Sie?	Pusite li?
Trinken Sie regelmäßig Alkohol?	Pijete li redovno alkohol?
Tragen Sie eine Brille oder Kontaktlinsen?	Da li nosite naočale ili leće?
Tragen Sie Zahnersatz?	Imate li protézu za zube?
Tragen Sie ein Hörgerät?	Imate li slušni aparat?
Können Sie mir das bitte aufschreiben?	Mozete mi molim vas to napisati?

Allgemeine Fragen zur Anamnese

Deutsch/Njemacki	Serbokroatisch/Srpsko-hrvatski
Leiden Sie unter einer der folgenden Erkrankungen?	Da li imate jednu od ovih bolesti?
– Herzerkrankung/Kreislauferkrankung	– Srcobolja/Bolest na krvotoku
– Diabetes	– Diabetes
– Thrombose/Gefäßerkrankung	– Trombosu
– Durchblutungsstörung	– Bolest na krvotoku
– Zu hoher/zu niedriger Blutdruck	– visoki/niski tlak
– Lungen-/Atemwegerkrankungen, z. B. Asthma	– Bolest na plucima ili tesko disanje naprimjer astma
– Lebererkrankungen	– Bolest na jetri
– Nierenerkrankungen	– Bolest na bubrezima
– Schilddrüsenerkrankungen	– Blolest na stitnjaci
– Augenerkrankungen	– Bolest na očima
– Nervenleiden	– Bolest na živčima
– Gemütsleiden, z. B. Depressionen	– Depresije
– Erkrankungen des Skelettsystems, z. B. Wirbelsäulenschäden, Gelenkserkrankungen	– Bolesti skeleta naprimjer na kicmi ili na zglobovima
– Einer ansteckenden Krankheit, z. B. Hepatitis, HIV, Tuberkulose	– prelaznoj bolesti naprimjer hepatitis, sida, tuberkoloza

Spezielle Fragen zur Anamnese

Chirurgie

Deutsch/Njemacki	Serbokroatisch/Srpsko-hrvatski
Sind Sie gegen Tetanus geimpft?	Imate li vakcinu protiv tetanus?
Haben Sie Ihren Impfausweis dabei?	Imate li knjižicu za vakcinu?
Hatten Sie schon einmal eine Kopfverletzung?	Jeste li imali već jedanput povrjedu na glavi?

Deutsch/Njemacki	Serbokroatisch/Srpsko-hrvatski
Verspüren Sie ein Taubheitsgefühl in Händen, Armen oder Füßen?	Da li vama trne ruke ili noge?
Spüren Sie ein Kribbeln?	Da li vama?
Leiden Sie unter Gedächtnislücken oder Benommenheit?	Da li imate problema na pamćenje ili ste pomućeni?
Waren Sie bewusstlos?	Jeste li bili bèsvjestani?
Ist Ihnen übel?	Da li je vama loše?
Haben Sie erbrochen?	Jeste li povratili?
Haben Sie Kopfschmerzen?	Jeste li glavololje?
Wurden Sie schon einmal operiert?	Jeste li već jedanput operisani?

Innere Medizin

Deutsch/Njemacki	Serbokroatisch/Srpsko-hrvatski
Hatten Sie in den letzten Tagen Fieber?	Jeste li imali zadnji dana temperaturu?
Haben Sie Schmerzen beim Wasser-lassen?	Imate li boleve kada mokrite?
Haben Sie schon einmal Schmerzen in der Brust verspürt?	Jeste li imali već jedanput boleva na grudima?
Ist Ihr Herzschlag manchmal unregel-mäßig?	Da li je lupanje srca nepravilno?
Hatten Sie schon einen Herzinfarkt?	Jeste li imali već srcani infarkt?
Haben Sie einen Herzschrittmacher?	Imate li pacemaker?
Hatten Sie schon einen Schlaganfall?	Jeste li imali već mozdani udar?
Leiden Sie unter Atemnot?	Da li imate problema kada disete ili dali vas gusi kada disete?
Ist Ihnen schwindelig?	Da li se vama vrti u glavi?
Ist Ihnen übel?	Jeli vama loše?
Leiden Sie an Diabetes?	Imate li šećerna bolest?
Wird der Diabetes mit Insulin behandelt?	Dobijate li protiv šećerna bolest insulin?

Deutsch/Njemacki	**Serbokroatisch/Srpsko-hrvatski**
Wird der Diabetes mit Tabletten behandelt?	Dobijate li protiv šećerna bolest tablete?
Schreiben Sie bitte Name und Dosis des Medikaments auf?	Napisite nama ime od medikamenta i koliko je doza?

Gynäkologie

Deutsch/Njemacki	**Serbokroatisch/Srpsko-hrvatski**
Besteht eine Schwangerschaft? Wenn ja, legen Sie bitte (falls vorhanden) Ihren Mutterpass vor.	Jeste li trudni? Ako da onda pokazite nama list sto ste dobili od ginekologa.
Wann war Ihre letzte Periode?	Kada ste imali zadnji put vašu menstruaciju?
Ist die Blutung schmerzhaft?	Je li mensturacija bolna?
Ist die Blutung sehr stark/stark/normal?	Je li menstruacija mnogo jaka/jaka/normalna?
Benutzen sie Verhütungsmittel? Pille, Spirale, Diaphragma	Uzimateli nesto za sprjecavanje zaceca? Pilule, spiralu, diafragma
Ist Ihr Zyklus regelmäßig/unregelmäßig?	Je li menstruacija redovna/ne redovna?
Hatten Sie schon eine Geburt/Fehlgeburt/Schwangerschaftsunterbrechung? Wenn ja schreiben Sie bitte die Anzahl und das Datum auf.	Jeste li već rodili/dali ste imali pobacaj? Ako da onda napisite nama koliko i datum.
Hatten Sie in den letzten 2 Tagen Stuhlgang?	Jeste li imali zadnjih 2 dana stolicu?
Haben Sie Probleme beim Zurückhalten des Urins?	Imate li probleme da zadrzite mokraću?
Werden Sie zurzeit mit Hormonen behandelt?	Uzimate li trenutno hormone
Gehen Sie regelmäßig zur Krebsvorsorge?	Idete li redovna na kontrolo protiv raka?
Wann war die letzte Mammographie?	Kada je bila zadnji puta mamografija?

Deutsch/Njemacki	Serbokroatisch/Srpsko-hrvatski
Leidet oder litt jemand in Ihrer Familie an Krebs, Diabetes oder zu hohem Blutdruck?	Ima li ili je neko imao u vašoj rodbini rak, diabetes ili visoki tlak?

Fragen zum Thema Schmerz

Deutsch/Njemacki	Serbokroatisch/Srpsko-hrvatski
Haben Sie Schmerzen?	Imate li boleve?
Zeigen Sie mir bitte, wo Sie Schmerzen haben?	Pokazite gdje vas boli
Wie stark sind Ihre Schmerzen?	Koliko jaki su vaśi bolevi?
leicht	lagani
mäßig	srednje
stark	jaki
sehr stark	mnogo jaki
Ist eine Allergie auf ein Schmerzmittel bekannt?	Imate li alergiju na medikamente za ublazavanje boleva?
Wenn ja, schreiben Sie uns bitte den Namen des Medikaments auf.	Ako da, onda napisite ime ode medi-kamenta.
Nahmen Sie in letzter Zeit Schmerz-mittel ein?	Da li Ste uzimali zadnje vrjeme medika-mente za ublazavanje boleva?
Ich gebe Ihnen ein Schmerzmittel:	Ja ču vama sada dati medikament za ublazavanje boleva:
eine Spritze	jednu nekciju, jedna štrcaljka
eine Tablette	jednu tabletu
ein Zäpfchen	jedan čepić
Tropfen	kapi
Haben Sie die Schmerzen schon über einen längeren Zeitraum?	Imate li boleve već duže vremena?
Hatten Sie schon einmal solche Schmerzen?	Jeste li i kada imali takve boleve?

Patientenanweisungen

Deutsch/Njemacki	Serbokroatisch/Srpsko-hrvatski
Bitte schreiben Sie mir das auf.	Molimo vas napisite mi to.
Bitte unterschreiben Sie hier.	Molimo potpisite se ovdje.
Können Sie das bitte ausfüllen?	Molimo vas ispunite ovo?
Bitte lassen Sie sich ein Wörterbuch in Ihrer Sprache mitbringen.	Molimo vas neka vama neko riječnik vaseg jezika donese.
Bitte klingeln Sie, wenn Sie etwas brauchen.	Molimo vas pozvonite, ako nešto trebate.
Sie müssen liegen bleiben.	Vi morate lezati.
Bitte stehen Sie auf.	Molimo vas da ustanete.
Belasten Sie beim Aufstehen nur Ihr rechtes/linkes Bein.	Stanite samo na lijevu/desnu nogu.
Bitte richten Sie sich auf.	Molim ispravite se.
Bitte setzen sie sich auf die Bettkante.	Molimo vas sjednite na krèvet.
Bitte drehen sie sich auf die Seite.	Molimo vas okrénite se na stranu.
Bitte heben Sie den Kopf/das Gesäß.	Molimo vas podignute glavu/zadnjicu.
Sie müssen diese Tablette vor /nach dem Essen einnehmen.	Ovu tabletu morate prije/poslje jela uzeti.
Sie müssen diese Tablette zerkauen.	Ovu tabletu morate žvakati.
Sie müssen diese Tablette in Flüssigkeit auflösen.	Ovu tabletu morate u tečnosti iztopiti.
Lassen Sie diese Tablette bitte im Mund zergehen.	Topite ovu tabletu u ustima.
Nach Mitternacht dürfen Sie nichts mehr essen und trinken.	Poslje ponoči nesmijete više ništa jesti i piti.

Patienten → Pflegepersonal: Fragen und Informationen

Deutsch/Njemacki	Serbokroatisch/Srpsko-hrvatski
Kann ich einen Arzt sprechen?	Mogu li pričati sa doktorom?
Kann ich meine Angehörigen anrufen?	Mogu li nažvati porodicu?
Wie lange muss ich hier bleiben ?	Koliko dugo moram ovdje ostati?
Wie spät ist es?	Koliko je sati?
Darf ich aufstehen?	Smijem li ustati?
Kann ich etwas zu essen haben?	Mogu li nešto dobiti za jesti?
Kann ich etwas zu trinken haben?	Mogu li nešto dobiti za piti?
Würden Sie mir ein Schmerzmittel geben?	Mogu li dobiti medikament za ublažénje boleva?
Würden Sie mir ein Abführmittel geben?	Mogu li dobiti lijek za čišćenje?
Würden Sie mir ein Schlafmittel geben?	Mogu li dobiti sredstvo za spavanje?
Ich muss auf die Toilette.	Ja moram na WC.
Ich habe Schmerzen.	Ja imam boleve.
Mir ist übel.	Meni je loše.
Ich bin schwanger.	Ja sam trudna.
Ich bin auf Penizillin allergisch.	Ja imam alergiju na penecilin.

Pflegepersonal → Patienten: Fragen und Informationen

Deutsch/Njemacki	Serbokroatisch/Srpsko-hrvatski
Haben Sie das verstanden?	Jeste li razumjeli?
Soll ich einen Arzt rufen?	Da li zovem doktora?
Müssen Sie zur Toilette?	Morate li na WC?
Hatten Sie Stuhlgang?	Jeste li imali stolicu?
Haben Sie Wasser gelassen?	Jeste li mokrili?

Deutsch/Njemacki	Serbokroatisch/Srpsko-hrvatski
Hier ist die Klingel/das Licht.	Ovdje je zvonce/svjetlo.
Sie müssen ein paar Tage hier bleiben.	Vi morate par dana ovdje ostati.
Sie brauchen einige Tage Bettruhe.	Vi morate par dana mirovanje u krevetu.
Sie müssen operiert werden.	Mi moramo vas operisati.
Sie dürfen in den nächsten Stunden nichts mehr essen und trinken.	Vi nesmijete u slijedećim časovima nista jesti i piti.
Wir bringen Sie zum Röntgen/EKG.	Mi vas vodimo na rendgen/EKG.
Wir bringen Sie zu einer Untersuchung.	Mi vas vodimo na jedan pregled.
Wir werden bei Ihnen Blut abnehmen.	Mi čemo vama vaditi krv.
Sie bekommen eine Nadel in die Vene gelegt.	Dobičete sada iglu u venu.
Sie haben Fieber/kein Fieber.	Vi imate temperaturu/vi nemate temperaturu.
Ihr Verband wird jetzt gewechselt.	Mi čemo vama sada promjenuti zavoj.

Stichwortverzeichnis Körperteile und Organe

Deutsch/Njemacki	Serbokroatisch/Srpsko-hrvatski
Arm	ruka
Auge	oko
Bandscheibe	disk
Bauch	trbuh
Becken	karlica
Bein	noga
Blase	mjehur
Blindarm	slijepo crijevo
Bronchien	bronhi
Brust/Brustkorb	prsani grudi

Deutsch/Njemacki	Serbokroatisch/Srpsko-hrvatski
Darm	crijevo
Daumen	palac
Ellbogen	lâkat
Ferse	péta
Finger	prst
Fuß	noga
Galle	žuč
Gelenk	zglob
Geschlechtsorgane	polni organi
Gesicht	lice
Hals	vrat/grlo
Hand/Handgelenk	ruka/ručni zglob
Haut	koža
Herz	srce
Hoden	mudo
Hüfte	kukovi/kuk
Kiefer	bor
Kinn	brada
Knie/-scheibe	koljeno/koljeno čašica
Knöchel	gležanj
Knochen	kost
Kopf	glava
Körper	tijelo
Leber	jetra
Lippe	usna
Lunge	pluća
Magen	želudac/stomak
Mandeln	krajnici

Deutsch/Njemacki	Serbokroatisch/Srpsko-hrvatski
Mund	usta
Muskel	mišič
Nacken	sija/potiljat
Nase	nos
Nerv	živac
Niere	bubreg
Oberkörper	gornji dio trupa
Oberschenkel	natkoljenica
Ohr	uho
Penis	kurac/penis
Rippe	rebro
Rücken	leđa
Scheide	pizda/rodnica
Schienbein	cjevnica/goljenica
Schilddrüse	stitnjaca/štitna žlijezda
Schläfe	sljepočnica
Schlüsselbein	ključna kost
Schulter	rame
Sehne	tetiva
Stirn/-höhle	čelo/čeona šupljina
Trommelfell	bubna opna/bubnjić
Unterleib	donji dio trbuka
Wade	list na nozi/list
Wange	obraz
Wirbel/Wirbelsäule	vrtlog/kicma/pršljen/kičomeni stup
Zahn	zub
Zehe	prst u noge/nožni prst
Zunge	jezik

Stichwortverzeichnis Krankheiten

Deutsch/Njemacki	Serbokroatisch/Srpsko-hrvatski
Abszess	absces
Allergie	alergija
Angina	angina
ansteckend	prelazno/zarazan
Arzt/Ärztin	doktor/doktorica, liječnik
Asthma	astma
Atembeschwerden haben	tesko disanje, disajne tegobe
Attest	potvrda
Ausschlag	osip
Bänderriss	rascjeb veza
Bindehautentzündung	upala veznjace, zapaljenjje slu zokoše oka
Blasenentzündung	upala mjehura, zapaljenje mjekura
Blinddarmentzündung	upala slijepog crijeva, zapaljenje slijepog crijeva
Blut -erguss -gruppe -probe -transfusion -vergiftung	krv izljev krvi grupa krvi, krvnagrupa proba krvi transfuzija krvi zatrovanje krvi, trovanje krvi
Blutdruck – zu hoher – zu niedriger	tlak/krvni tlak – pre visok/visoki krvni tlak – pre nizak/niski krvni tlak
Blutung	krvarenje
Brechreiz	gadenje, nagon na povraćanje
Bronchitis	bronhitis
Diagnose	diagnoza
Durchfall	proljiv/proljev

Deutsch/Njemacki	**Serbokroatisch/Srpsko-hrvatski**
Eiter	gnoj
entlassen	odpusteni/opusiti
Entzündung	upala, zapaljenje
Erbrechen	povracati/povraćanje
Erkältung	prehlada
Fieber	temperatura, groznica
Gallensteine	zucni kamen, kamenje u žuči
gebrochen	povratila/povratio/slomljem
Gehirnerschütterung	potrez mozga
Geschwür	čir
Halsschmerzen	upala grla/grlobolja
Hals-Nasen-Ohren-Arzt	doktor grlo-nos-uho/otorinolaringolog
Hautarzt	kozni doktor/specijalist za kožne bolosti
Hautkrankheit	kozna bolest
Herz -anfall -fehler -infarkt	srce srčani napad srčana greska/srčana mana infarkt/srčani infarkt
Heuschnupfen	sljenska bolest/polenska groznica
Hexenschuss	lumbago/krstobolja
Hirnhautentzündung	zapaljenje mozga
Husten	kašalj
Impfung	vakcina/cijepljenje
Infektion	infekcija
Internist	internist
Kolik	kolik
Krampf	grč
Krankenschwester	sestra/medicinska sestra

Deutsch/Njemacki	Serbokroatisch/Srpsko-hrvatski
Krankheit	bolest
Lebensmittelvergiftung	žatrovanje na hranu/trovanje ramirnicama
Leistenbruch	anat slabina/preponska kila
Lungenentzündung	upala pluća/zapaljenje pluća
Magengeschwür	čir na želudcu
Magenschmerzen	zeludac boli/bolivi u želucu
Mandelentzündung	upala krajnika
Masern	ospice
Migräne	migrena
Mittelohrentzündung	upala srednjog uha
Nierensteine	kamenje na bubrezima/bubrežni kameni
Operation	operacija
Orthopäde	ortopedija
Pilzinfektion	pecurka (glijiva) otrovan/injekcija gljivama
Prellung	ubaribi/masnica
Rheuma	reuma
Rippenfellentzündung	upala porebrice
röntgen	rendgen/rentgenski pregledati
Salmonellenvergiftung	salmonele otrovan
Schlaganfall	mozdani udar/kap
Schmerzen	bolovi
Schnittwunde	posjekotina
Schnupfen	kijavica/prehlada
Schock	šok
Schüttelfrost	groznica/drhtavica
Schwangerschaft	trudnoca

Deutsch/Njemacki	Serbokroatisch/Srpsko-hrvatski
Schweißausbruch	znojiti/izbijanje znoja
Schwellung	oteklina
Schwindel	vrtoglavica
Sehnenzerrung	rastézanje od ktiva
Sodbrennen	ljutina
Tetanus	tetanus
Urinprobe	proba mokraće/uzorak mokraće
Übelkeit	loše/mučnina
Urologe	urolog
Verbrennung	sagorijevanje/opeklina
Verletzung	povreda
Verrenkung	iščašljene
Verstauchung	uganuti
Verstopfung	zatvor
verschreiben	prepisati
Zerrung	rastezanje/istegnuće mišića

Deutsch – Spanisch

Das Allerwichtigste

Deutsch/Alemán	Spanisch/Español
Ja	Si
Nein	No
Guten Tag (Nachmittag)	Buenas tardes
Guten Morgen	Buenos días
Gute Nacht	Buenas noches
Danke – Bitte (als Antwort auf Danke) – Bitte (um etwas bitten)	Gracias – De nada – Por favor
Sprechen Sie Englisch?	¿Habla Ud. inglés?
Spricht jemand von Ihren Angehörigen Deutsch oder Englisch?	¿Hablan sus familiares alemán o inglés?
Schreiben sie bitte Ihren Namen, Geburtsdatum, und Ihre Adresse auf.	Por favor escriba su nombre y appellido, la fecha de su nacimiento y su dirección.
Haben Sie Ihre Versicherungskarte dabei?	¿Lleva Ud. consigo su carta de seguro?
Ist bei Ihnen eine Allergie bekannt auf: – Nahrungsmittel – Medikamente – Pflaster	¿Tiene Ud. alérgia a? – Alimentos – Medicamentos – Esparadrapo
Ist Ihre Blutgruppe bekannt?	¿Conoce Ud. su grupo sanguineo?
Schreiben Sie mir bitte die Telefonnummer von Ihren Angehörigen auf.	Por favor escriba el número de teléfono de su família.
Ich habe das nicht verstanden.	No le entiendo.

Allgemeine Fragen zur Aufnahme eines Patienten

Deutsch/Alemán	Spanisch/Español
Bitte beantworten Sie uns folgende Frage.	Por favor responda las siguientes preguntas.
Wie groß/schwer sind Sie?	¿Cuánto mide y cuánto pesa Ud.?
Wie ist die Telefonnummer Ihrer Angehörigen?	¿Cuál es el número de teléfono de su família?
Wie ist der Name des Hausarztes?	¿Quién es su médico de cabecera?
Lagen Sie schon einmal bei uns im Krankenhaus?	¿Ha estado Uc. alguna vez hospitalizado en nuestro hospital?
Nehmen Sie zur Zeit Medikamente ein?	¿Toma Ud. medicamentos actualmente?
Würden Sie bitte den Namen der Medikamente aufschreiben.	Por favor, escriba el nombre de los medicamentos.
Geben Sie bitte auch Schmerz-, Schlaf-, Beruhigungs-, Abführmittel und Ovulationshemmer an.	Por favor, indique también analgésicos, tranquilizantes, purgas y contraceptivos.
Lassen Sie sich bitte die Medikamente mitbringen.	Por favor, ruega a sus familiares que traigan los medicamentos aquí.
Sind Sie magenempfindlich?	¿Tiene Ud. problemas de estómago?
Rauchen Sie?	¿Fuma Ud.?
Trinken Sie regelmäßig Alkohol?	¿Toma Ud. alcohol con regularidad?
Tragen Sie eine Brille oder Kontaktlinsen?	¿Lleva Ud. gafas o lentes de contacto?
Tragen Sie Zahnersatz?	¿Lleva Ud. una prótesis dental?
Tragen Sie ein Hörgerät?	¿Lleva Ud. una prótesis auditiva?
Können Sie mir das bitte aufschreiben.	Por favor, escribame esto aquí.

Allgemeine Fragen zur Anamnese

Deutsch/Alemán	Spanisch/Español
Leiden Sie unter einer der folgenden Erkrankungen?	¿Tiene Ud. una de las enfermedades siguientes?
– Herzerkrankung/Kreislauferkrankung	– enfermedad del corazón/problemas con la circulación sanguinea
– Diabetes	– diabetes
– Thrombose/Gefäßerkrankung	– trombosis/enfermedades arteriales
– Durchblutungsstörung	– problemas ciruclatorios
– zu hoher/zu niedriger Blutdruck	– hipertensión arterial (tensión alta)/ hipotensión arterial (tensión baja)
– Lungen-/Atemwegserkrankungen, z. B. Asthma	– enfermedades pulmonares o bronquiales
– Lebererkrankungen	– enfermedades del hígado
– Nierenerkrankungen	– enfermedades del riñón
– Schilddrüsenerkrankungen	– enfermedades del tiroides
– Augenerkrankungen	– enfermedades de los ojos
– Nervenleiden	– enfermedades nerviosas
– Gemütsleiden, z. B. Depressionen	– melancolía, apatía, depresión
– Erkrankungen des Skelettsystems, z. B. Wirbelsäulenschäden, Gelenk-erkrankungen	– enfermedades del esqueleto, p.ej. en la columna vertebral o diartrosis
– einer ansteckenden Krankheit, z. B. Hepatitis, HIV, Tuberkulose	– una enfermedad contagiosa, p.ej. hepatitis, sida, tuberculosis

Spezielle Fragen zur Anamnese

Chirurgie

Deutsch/Alemán	Spanisch/Español
Sind Sie gegen Tetanus geimpft?	¿Esta Ud. vacunado contra los tétanos?
Haben Sie Ihren Impfausweis dabei?	¿Lleva Ud. consigo su carta de vacunación?
Hatten Sie schon einmal eine Kopfverletzung?	¿Ha tenido alguna vez una lesión en la cabeza?
Verspüren Sie ein Taubheitsgefühl in Händen, Armen oder Füßen?	¿Siente Ud. que se duermen los manos, brazos o pies?
Spüren Sie ein Kribbeln?	¿Siente Ud. hormigueos?
Leiden Sie unter Gedächtnislücken oder Benommenheit?	¿Pierde Ud. la memoria y se siente perturbado?
Waren Sie bewusstlos?	¿Perdió Ud. el conocimiento?
Ist Ihnen übel?	¿Tiene Ud. ganas de vomitar?
Haben Sie erbrochen?	¿Ha vomitado Ud.?
Haben Sie Kopfschmerzen?	¿Tiene Ud. dolores de cabeza?
Wurden Sie schon einmal operiert?	¿Le han operado alguna vez?

Innere Medizin

Deutsch/Alemán	Spanisch/Español
Hatten Sie in den letzten Tagen Fieber?	¿Tuvo Ud. fiebre durante los días pasados?
Haben Sie Schmerzen beim Wasserlassen?	¿Tiene Ud. dolores al orinar?
Haben Sie schon einmal Schmerzen in der Brust verspürt?	¿Ha tenido dolores en el pecho?
Ist Ihr Herzschlag manchmal unregelmäßig?	¿Es su pulsación de vez en cuando irregular?
Hatten Sie schon einen Herzinfarkt?	¿Ha sufrido Ud. algún infarto?
Haben Sie einen Herzschrittmacher?	¿Lleva Ud. un marcapasos?

Deutsch/Alemán	Spanisch/Español
Hatten Sie schon einen Schlaganfall?	¿Ha sufrido Ud. alguna vez un ataque apoplético?
Leiden Sie unter Atemnot?	¿Sufre Ud. de trastornos respiratorios?
Ist Ihnen schwindelig?	¿Se marea Ud.?
Ist Ihnen übel?	¿Tiene Ud. ganas de vomitar?
Leiden Sie an Diabetes?	¿Tiene Ud. diabetes?
Wird der Diabetes mit Insulin behandelt?	¿Se trata su diabetes con insulina?
Wird der Diabetes mit Tabletten behandelt?	¿Se trata su diabetes con pastillas?
Schreiben Sie bitte Name und Dosis des Medikaments auf.	Por favor, escriba el nombre y la dosis del medicamento.

Gynäkologie

Deutsch/Alemán	Spanisch/Español
Besteht eine Schwangerschaft? Wenn ja, legen Sie bitte (falls vorhanden) Ihren Mutterpass vor.	¿Está Ud. embarazada? Si lo está presente por favor la cartilla de maternidad.
Wann war Ihre letzte Periode?	¿Quando tuvo su última regla?
Ist die Blutung schmerzhaft?	¿Es su período doloroso?
Ist die Blutung sehr stark/stark/normal?	¿Es la hemorragia muy fuerte/fuerte/normal?
Benutzen sie Verhütungsmittel? Pille, Spirale, Diaphragma	¿Utiliza Ud. anticonceptivos? la pìldora, la espiral o el diafragma
Ist Ihr Zyklus regelmäßig/unregelmäßig?	¿Es su período regular o irregular?
Hatten Sie schon eine Geburt/Fehlgeburt/Schwangerschaftsunterbrechung? Wenn ja schreiben Sie bitte die Anzahl und das Datum auf.	¿Tiene Ud. hijos? ¿Ha sufrido Ud. algún aborto o le han interrumpido algún embarazo? En este caso díganos cuantas veces y cuanda ocurrió.
Hatten Sie in den letzten 2 Tagen Stuhlgang?	¿Ha ido en los últimos 2 días de vientre?

Deutsch/Alemán	Spanisch/Español
Haben Sie Probleme beim Zurückhalten des Urins?	¿Tiene Ud. problemas con la retención de la orina?
Werden Sie zurzeit mit Hormonen behandelt?	Está Ud. en tratamiento hormonal?
Gehen Sie regelmäßig zur Krebs-vorsorge?	¿Se deja revisar regularmente para la prevención del cáncer?
Wann war die letzte Mammografie?	¿Cuando le hicierón la última mamografía?
Leidet oder litt jemand in Ihrer Familie an Krebs, Diabetes oder zu hohem Blutdruck?	¿Sufre o ha sufrido alguién de su familia de cáncer, diabetes o de presión alta?

Fragen zum Thema Schmerz

Deutsch/Alemán	Spanisch/Español
Haben Sie Schmerzen?	¿Tiene Ud. dolores?
Zeigen Sie mir bitte, wo Sie Schmerzen haben.	Por favor, enséñeme dónde le duele.
Wie stark sind Ihre Schmerzen?	¿Cómo son sus dolores?
leicht	ligeros
mäßig	medianos
stark	fuertes
sehr stark	muy fuertes
Ist eine Allergie auf ein Schmerzmittel bekannt?	¿Tiene Ud. alergía a algún analgésico?
Wenn ja, schreiben Sie uns bitte den Namen des Medikaments auf.	En este caso, escriba por favor el nombre del medicamento.
Nahmen Sie in letzter Zeit Schmerz-mittel ein?	¿Ha tomado Ud. últimamente analgésicos?
Ich gebe Ihnen ein Schmerzmittel:	Voy a darle un analgésico:
eine Spritze	una inyección

Deutsch/Alemán	Spanisch/Español
eine Tablette	una pastilla
ein Zäpfchen	un supositorio
Tropfen	unas gotas
Haben Sie die Schmerzen schon über einen längeren Zeitraum?	¿Tiene Ud. estos dolores desde hace mucho tiempo?
Hatten Sie schon einmal solche Schmerzen?	¿Ya ha sufrido Ud. estos dolores antes?

Patientenanweisungen

Deutsch/Alemán	Spanisch/Español
Bitte schreiben Sie mir das auf.	Por favor, escríbame esto aquí.
Bitte unterschreiben Sie hier.	Por favor, firme aquí.
Können Sie das bitte ausfüllen.	Por favor, rellene este papel.
Bitte lassen Sie sich ein Wörterbuch in Ihrer Sprache mitbringen.	Por favor, pida a su família que le traiga un diccionario de su idioma.
Bitte klingeln Sie, wenn Sie etwas brauchen.	Por favor, toque el timbre si necesita algo.
Sie müssen liegen bleiben.	Ud. tiene que quedarse tumbado en la cama.
Bitte stehen Sie auf.	Por favor, levántese.
Belasten Sie beim Aufstehen nur Ihr rechtes/linkes Bein.	Cuando se levanta, sólo puede cargar su pierna derecha/izquierda.
Bitte richten Sie sich auf.	Por favor, siéntese.
Bitte setzen sie sich auf die Bettkante.	Por favor, siéntese al borde de la cama.
Bitte drehen sie sich auf die Seite.	Por favor, póngase de lado.
Bitte heben Sie den Kopf/das Gesäß.	Por favor, levante la cabeza/el trasero.
Sie müssen diese Tablette vor /nach dem Essen einnehmen.	Tiene que tomar estas pastillas antes de comer/después de comer.
Sie müssen diese Tablette zerkauen.	Tiene que masticar esta pastilla.

Deutsch/Alemán	Spanisch/Español
Sie müssen diese Tablette in Flüssigkeit auflösen.	Tiene que disolver esta pastilla con líquido.
Lassen Sie diese Tablette bitte im Mund zergehen.	La pastilla tiene que deshacerse en la boca.
Nach Mitternacht dürfen Sie nichts mehr essen und trinken.	Después de la medianoche no puede comer ni beber nada más.

Patienten → Pflegepersonal: Fragen und Informationen

Deutsch/Alemán	Spanisch/Español
Kann ich einen Arzt sprechen?	¿Puedo hablar con el médico?
Kann ich meine Angehörigen anrufen?	¿Puedo llamar a mi família?
Wie lange muss ich hier bleiben?	¿Cuánto tiempo tengo que quedarme aquí?
Wie spät ist es?	¿Qué hora es?
Darf ich aufstehen?	¿Puedo levantarme?
Kann ich etwas zu essen haben?	¿Me pueden dar algo de comer?
Kann ich etwas zu trinken haben?	¿Me pueden dar algo para beber?
Würden Sie mir ein Schmerzmittel geben?	Por favor, déme algopara el dolor.
Würden Sie mir ein Abführmittel geben?	Por favor, déme una purga.
Würden Sie mir ein Schlafmittel geben?	Por favor, déme una pastilla para dormir.
Ich muss auf die Toilette.	Tengo que ir al lavabo.
Ich habe Schmerzen.	Tengo dolores.
Mir ist übel.	Tengo ganas de vomitar.
Ich bin schwanger.	Estoy embarazada.
Ich bin auf Penizillin allergisch.	Tengo alergía a la penicilina.

Pflegepersonal → Patienten: Fragen und Informationen

Deutsch/Alemán	Spanisch/Español
Haben Sie das verstanden?	¿Ha entendido Ud. esto?
Soll ich einen Arzt rufen?	¿Quiere Ud. que yo llame al médico?
Müssen Sie zur Toilette?	¿Tiene que ir al lavabo?
Hatten Sie Stuhlgang?	¿Ha ido Ud. devientre?
Haben Sie Wasser gelassen?	¿Ha orinado Ud.?
Hier ist die Klingel/das Licht.	Aquí está el timbre/la luz.
Sie müssen ein paar Tage hier bleiben.	Ud. tiene que quedarse aquí algunos días.
Sie brauchen einige Tage Bettruhe.	Ud. tiene que quedarse tumbado en la cama algunos días.
Sie müssen operiert werden.	Le tenemos que operar.
Sie dürfen in den nächsten Stunden nichts mehr essen und trinken.	Durante las horas siguientes, no puede ni comer ni beber.
Wir bringen Sie zum Röntgen/EKG.	Vamos a hacerle una radiografia.
Wir bringen Sie zu einer Untersuchung.	Vamos a acompañarle a un exámen médico.
Wir werden bei Ihnen Blut abnehmen.	Vamos a sacarle sangre.
Sie bekommen eine Nadel in die Vene gelegt.	Vamos a ponerle una aguja en su vena.
Sie haben Fieber/kein Fieber.	Ud. tiene fiebre/no tiene fiebre.
Ihr Verband wird jetzt gewechselt.	Vamos a cambiarle su vendaje.

Stichwortverzeichnis Körperteile und Organe

Deutsch/Alemán	Spanisch/Español
Arm	el brazo
Auge	el ojo

Deutsch/Alemán	Spanisch/Español
Bandscheibe	el disco intervertebral
Bauch	el abdomen
Becken	la pelvis
Bein	la pierna
Blase	la vejiga urinaria
Blindarm	el apéndice
Bronchien	los bronquios
Brust/Brustkorb	el pecho/el torax
Darm	el intestino
Daumen	el pulgar
Ellbogen	el codo
Ferse	el talón
Finger	el dedo
Fuß	el pie
Galle	la bilis
Gelenk	la articulación
Geschlechtsorgane	los orgános sexuales
Gesicht	la cara
Hals	el cuello
Hand/Handgelenk	el mano/la muñeca
Haut	la piel
Herz	el corazón
Hoden	el testículo
Hüfte	la cadera
Kiefer	la mandíbula
Kinn	la barbilla
Knie/Kniescheibe	la rodilla/la rótula
Knöchel	el tobillo

Deutsch/Alemán	Spanisch/Español
Knochen	el hueso
Kopf	la cabeza
Körper	el cuerpo
Leber	el hígado
Lippe	el labio
Lunge	el pulmón
Magen	el estómago
Mandeln	las amigdalas
Mund	la boca
Muskel	el músculo
Nacken	la nuca
Nase	la nariz
Nerv	el nervio
Niere	el riñón
Oberkörper	el tronco
Oberschenkel	el fémur
Ohr	la oreja
Penis	el pene
Rippe	la costilla
Rücken	la espalda
Scheide	la vagina
Schienbein	la tibia
Schilddrüse	la glándula tiroidea
Schläfe	la sien
Schlüsselbein	la clavícula
Schulter	el hombro
Sehne	el tendón
Stirn/Stirnhöhle	la frente/el seno frontal

Deutsch/Alemán	Spanisch/Español
Trommelfell	el tímpano
Unterleib	el vientre
Wade	la pantorilla
Wange	la mejilla
Wirbel/Wirbelsäule	la vértebra/la columna vertebral
Zahn	el diente
Zehe	el dedo del pie
Zunge	la lengua

Stichwortverzeichnis Krankheiten

Deutsch/Alemán	Spanisch/Español
Abszess	el abceso
Allergie	la alergía
Angina	la angina
ansteckend	contagioso, transmisible
Arzt/Ärztin	el médico, la doctora
Asthma	el asma
Atembeschwerden haben	tener trastornos respiratorios
Attest	el atestado
Ausschlag	la erupcion cutánea
Bänderriss	la ruptura de tendón
Bindehautentzündung	la conjuntivitis
Blasenentzündung	la cistitis o infección de orina
Blinddarmentzündung	la apendicitis
Blut -erguss -gruppe -probe -transfusion -vergiftung	el derrame sanguineo el grupo sanguineo la prueba de sangre la transfusión de sangre la intoxicación de la sangre

Deutsch/Alemán	Spanisch/Español
Blutdruck – zu hoher Blutdruck – zu niedriger Blutdruck	la tensón arterial hipertensión arterial hipotensión arterial
Blutung	la perdida de sangre
Brechreiz	sentir náuseas
Bronchitis	la bronquitis
Diagnose	el diagnóstico
Durchfall	la diarrea
Eiter	la pus
entlassen	hacer salir
Entzündung	inflamación
Erbrechen	vomitar
Erkältung	enfriamiento
Fieber	la fiebre
Gallensteine	una piedra en la bilis
gebrochen	roto
Gehirnerschütterung	conmoción cerebral
Geschwür	la úlcera
Halsschmerzen	dolores de garganta
Hals-Nasen-Ohren-Arzt	el ottorinolaringólogo
Hautarzt	el dermatólogo
Hautkrankheit	la enfermedad de la piel
Herz -anfall -fehler -infarkt	el ataque al corazón la lesión cardiaca el infarto
Heuschnupfen	el catarro del heno
Hexenschuss	el lumbago
Hirnhautentzündung	la meningitis
Husten	la tos

Deutsch/Alemán	Spanisch/Español
Impfung	la vacunación
Infektion	la infección
Internist	el internista
Kolik	el cólico
Krampf	la calambre
Krankenschwester	la enfermera
Krankheit	la enfermedad
Lebensmittelvergiftung	la intoxicación alimenticia
Leistenbruch	la hernia inguinal
Lungenentzündung	la pulmonia
Magengeschwür	la úlcera gástrica
Magenschmerzen	dolores del estómago
Mandelentzündung	anginas
Masern	el sarampión
Migräne	migrana
Mittelohrentzündung	la otitis media
Nierensteine	el cálculo renal, una piedra en el riñón
Operation	la operación
Orthopäde	el ortopedista
Pilzinfektion	la micosis, hongos
Prellung	la contusión
Rheuma	el reuma
Rippenfellentzündung	la pleuritis
röntgen	radiografía
Salmonellenvergiftung	la salomela
Schlaganfall	el ataque apoplético
Schmerzen	los dolores
Schnittwunde	el corte

Deutsch/Alemán	Spanisch/Español
Schnupfen	el catarro
Schock	el choque
Schüttelfrost	los escalofríos
Schwangerschaft	el embarazo
Schweißausbruch	sudar
Schwellung	el hinchazón
Schwindel	el mareo
Sehnenzerrung	la distensión del tendón
Sodbrennen	acidez
Tetanus	los tétanos
Übelkeit	las náuseas
Urinprobe	el análisis de orina
Urologe	el urólogo
Verbrennung	la quemadura
Verletzung	la herida, la lesión
Verrenkung	la luxación
verschreiben	recetar
Verstauchung	la dislocación
Verstopfung	el estreñimiento
Zerrung	la distensión

Deutsch – Türkisch

Das Allerwichtigste

Deutsch/Almanca	Türkisch/Türkce
Ja	Evet
Nein	Hayır
Guten Tag (Nachmittag)	İyi Günler
Guten Morgen	Günaydın
Gute Nacht	İyi Geceler
Danke – Bitte (als Antwort auf Danke) – Bitte (um etwas bitten)	Teşekkür ederim – Rica ederim – Lütfen
Bitte schreiben sie mir das auf.	Lütfen, bana yazar bilirmisiniz.
Bitte zeigen Sie auf die entsprechende Antwort	Lütfen, dógru cevabi gâsterirmisiniz.
Sprechen Sie Englisch?	İngilizce konusabili yormusunuz?
Spricht jemand von Ihren Angehörigen Deutsch oder Englisch?	Yakınlarınızdan birisi almanca veya ingilizce konusuyormu?
Schreiben sie bitte Ihren Namen, Geburtsdatum und Ihre Adresse auf.	Lütfen isminizi, Doĝum Tarihinizi, ve Adresinizi yazabilirmisiniz.
Haben Sie Ihre Versicherungskarte dabei?	Sigorta kartınız yanınızdamı?
Ist bei Ihnen eine Allergie bekannt auf:	Asaĝıdaki maddeıer karşi alerjiniz varmı?
– Nahrungsmittel – Medikamente – Pflaster	– Yiyecek – ilaç – Yara Bandı
Ist Ihre Blutgruppe bekannt?	Kan grubunuzu biliyormusunuz?
Schreiben Sie mir bitte die Telefonnummer von Ihren Angehörigen auf.	Bana yakınlarınızın telefon numarasını yazabilirmisimiz?
Ich habe das nicht verstanden.	Ben bunu anlamadım.

Allgemeine Fragen zur Aufnahme eines Patienten

Deutsch/Almanca	Türkisch/Türkce
Bitte beantworten Sie uns folgende Frage.	Lütfen aşaĝıdaki sorularımızı cevaplayabilirmisiniz.
Wie groß/schwer sind Sie?	Boyunuz nekadar/kaç kilo sunuz?
Wie ist die Telefonnummer Ihrer Angehörigen?	Yakınlarınızın telefon numarasını biliyormusunuz?
Wie ist der Name des Hausarztes?	Ev Doktorunuzun ismi nedir?
Lagen Sie schon einmal bei uns im Krankenhaus?	Daha önce hastahanemizde bulundunuzmu?
Nehmen Sie zur Zeit Medikamente ein?	Şu anda ilaç alıyormusunuz?
Würden Sie bitte den Namen der Medikamente aufschreiben?	Ilaçlarınızın isimlerini yazabilirmisiniz?
Geben Sie bitte auch Schmerz-, Schlaf-, Beruhigungs-, Abführmittel und Ovulationshemmer an.	Aĝrı kesici, Uykuilacı, yatıstırıcı, müshil, doĝumkontrol ilacını kullanıyormusunuz?
Lassen Sie sich bitte die Medikamente mitbringen.	Ilaçlarınızı beraber getirtebilirmisiniz.
Sind Sie magenempfindlich?	Mideniz hassasmı?
Rauchen Sie?	Sigara kullanıyormusunuz?
Trinken Sie regelmäßig Alkohol?	Düzenli bir şekilde Alkol alıyormusunuz?
Tragen Sie eine Brille oder Kontaktlinsen?	Gözlük yada kontaklens kullanıyormusunuz?
Tragen Sie Zahnersatz?	Takma diş kullanıyormusunuz?
Tragen Sie ein Hörgerät?	Duyu cihazı kullanıyormusunuz?
Können Sie mir das bitte aufschreiben?	Bana bunu yazabilirmisiniz lütfen?

Allgemeine Fragen zur Anamnese

Deutsch/Almanca	Türkisch/Türkce
Leiden Sie unter einer der folgenden Erkrankungen?	Aşağıdaki hastalıklardan birisini tasıyormusunuz?
– Herzerkrankung/Kreislauferkrankung	– Kalp hastalığınız veya Tansiyon probleminiz varmı?
– Diabetes	– Şeker hastalığı
– Thrombose/Gefäßerkrankung	– Damar hastalığı
– Durchblutungsstörung	– Kandolaşımı rahatsızlığı
– zu hoher/zu niedriger Blutdruck	– Tansiyon yüksekligi/düşüklügü
– Lungen-/Atemwegerkrankungen, z. B. Asthma	– Akciğer/Nefesboruları hastalıgi örnegin: Astım
– Lebererkrankungen	– Karaciğer hastalığı
– Nierenerkrankungen	– Böbrek hastalıkları
– Schilddrüsenerkrankungen	– Tiroit (Kalkanbezi) hastalıkları
– Augenerkrankungen	– Göz hastalıkları
– Nervenleiden	– Sinir hastalıkları
– Gemütsleiden, z. B. Depressionen	– Psikolojik rahatsızlıklar, örneğin depresyon
– Erkrankungen des Skelettsystems, z. B. Wirbelsäulenschäden, Gelenkerkrankungen	– İskeletsistemi hastalıkları, örnegin omurga, eklem hastalığ
– Einer ansteckenden Krankheit z. B. Hepatitis, HIV, Tuberkulose	– Bulaşıcı hastalık, örneğin hepatit, HIV, tüberküloz.

Spezielle Fragen zur Anamnese

Chirurgie

Deutsch/Almanca	Türkisch/Türkce
Sind Sie gegen Tetanus geimpft?	Tetonaza karşı aşı oldunuzmu?
Haben Sie Ihren Impfausweis dabei?	Aşı kartınız yanınızdamı?

Deutsch/Almanca	Türkisch/Türkce
Hatten Sie schon einmal eine Kopfverletzung?	Daha önce kafanızdan yaralandınızmı?
Verspüren Sie ein Taubheitsgefühl in Händen, Armen oder Füßen?	Ellerinizde, Kollarınızda yada Ayaklarınızda uyuşukluk hissediyormusunuz?
Spüren Sie ein Kribbeln?	Bir Karıncalanma hissediyormusunuz?
Leiden Sie unter Gedächtnislücken oder Benommenheit?	Hafıza eksikliğinden ve uyuşukluktan rahatsızlık hissediyormusunuz?
Waren Sie bewusstlos?	Baygınlık geçirdinizmi?
Ist Ihnen übel?	Rahatsızlığınız varmı?
Haben Sie erbrochen?	Kustunuzmu?
Haben Sie Kopfschmerzen?	Baş ağrınız varmı?
Wurden Sie schon einmal operiert?	Daha önce bir ameliyat geçirdinizmi?

Innere Medizin

Deutsch/Almanca	Türkisch/Türkce
Hatten Sie in den letzten Tagen Fieber?	Son günlerde ateşiniz varmıydı?
Haben Sie Schmerzen beim Wasserlassen?	Küçük aptestinizi yaparken ağrınız varmi?
Haben Sie schon einmal Schmerzen in der Brust verspürt?	Göğsünüzde ağrı hissediyormuydunuz?
Ist Ihr Herzschlag manchmal unregelmäßig?	Kalp çarpıntılarınız bazen düzensiz oluyormu?
Hatten Sie schon einen Herzinfarkt?	Daha önce bir kalp enfarktüsünüz varmıydı?
Haben Sie einen Herzschrittmacher?	Kalbiniz için bir önleminiz varmı?
Hatten Sie schon einen Schlaganfall?	Başınızdan inme geçtimi?
Leiden Sie unter Atemnot?	Nefes darlığı çekiyormu sunuz?
Ist Ihnen schwindelig?	Başınız dönüyormu?
Ist Ihnen übel?	Mideniz bulanıyormu?
Leiden Sie an Diabetes?	Şeker hastalığınız varmı?

Deutsch/Almanca	Türkisch/Türkce
Wird der Diabetes mit Insulin behandelt?	Şeker hastalıĝınızdan dolayı Insulin tedavisi görüyormusunuz?
Wird der Diabetes mit Tabletten behandelt?	Şeker hastalıĝınız için hap alıyormusunuz?
Schreiben Sie bitte Name und Dosis des Medikaments auf.	Ilacınızın ismini ve dosajını yazınız.

Gynäkologie

Deutsch/Almanca	Türkisch/Türkce
Besteht eine Schwangerschaft? Wenn ja, legen sie bitte (falls vorhanden) ihren Mutterpass vor.	Hamile misiniz? Eĝer evetse.
Wann war Ihre letzte Periode?	En son ne zaman Adet gördünüz?
Ist die Blutung schmerzhaft?	Kanamanız acıyormu?
Ist die Blutung: sehr stark/stark/normal?	Kanamanız: çokfazla/fazla/normal?
Benutzen sie Verhütungsmittel? Pille/Spirale/Diaphragma	Hangi önlemleri yapıyorsunuz: Kolunmahap/Helis?
Ist Ihr Zyklus regelmäßig/unregelmäßig?	Adetiniz düzenli/düzensiz mi?
Hatten Sie schon eine Geburt/Fehlgeburt/Schwangerschaftsunterbrechung? Wenn ja schreiben Sie bitte die Anzahl und das Datum auf.	Doĝum yaptınızmı/Düşük/Kürtaj? Evetse, kaçkez oldu ve Tarih yazın lütfen.
Hatten Sie in den letzten 2 Tagen Stuhlgang?	Son iki günde büyük Tuvaletinizi yapabi blinizmi?
Haben Sie Probleme beim Zurückhalten des Urins?	İdrarı tutmakta zorlanıyormusunuz?
Werden Sie zur Zeit mit Hormonen behandelt?	Hormon haplorıyte tedavi oluyormusunuz?
Gehen Sie regelmäßig zur Krebsvorsorge?	Düzenli olarak kanser muayene sine gidiyormusunuz?
Wann war die letzte Mammografie?	Es son ne zaman Mammografi oldunuz?

Deutsch/Almanca	Türkisch/Türkce
Leidet oder litt jemand in Ihrer Familie an Krebs, Diabetes oder zu hohem Blutdruck?	Ailenizde, Kanser, Şeker hastalığı veya yüksek Tansiyon var mi?

Fragen zum Thema Schmerz

Deutsch/Almanca	Türkisch/Türkce
Haben Sie Schmerzen?	Ağrınız varmı?
Zeigen Sie mir bitte, wo Sie Schmerzen haben.	Bana lütfen nerenizin ağrıdığını gösterebilirmisiniz.
Wie stark sind Ihre Schmerzen?	Sancılarınız nekadar siddetli?
leicht	hafif
mäßig	orta
stark	şiddetli
sehr stark	çok şiddetli
Ist eine Allergie auf ein Schmerzmittel bekannt?	Ağrı kesicinize allerjiniz varmı?
Wenn ja, schreiben Sie uns bitte den Namen des Medikaments auf.	Doğru ise, bu ilacın ismini yazınız?
Nahmen Sie in letzter Zeit Schmerzmittel ein?	Son zamanlarda ağrı kesici aluyormuydunuz?
Ich gebe Ihnen ein Schmerzmittel:	Size bir ağrıkesici veriyorum:
eine Spritze	bir iğne
eine Tablette	bir tablet
ein Zäpfchen	bir fitil
Tropfen	damla
Haben Sie die Schmerzen schon über einen längeren Zeitraum?	Sancılarınız uzun zamadan berimi devam ediyor?
Hatten Sie schon einmal solche Schmerzen?	Daha önce böyle ağrılarınız varmıydı?

Patientenanweisungen

Deutsch/Almanca	Türkisch/Türkce
Bitte schreiben Sie mir das auf.	Bunu bana lütfen yazınız.
Bitte unterschreiben Sie hier.	Lütfen buraya imza atarmısınız.
Können Sie das bitte ausfüllen.	Bunu lütfen doldurabilirmisiniz.
Bitte lassen Sie sich ein Wörterbuch in Ihrer Sprache mitbringen.	Lütfen kendi dilinize ait bir sözlük getirtirin.
Bitte klingeln Sie, wenn Sie etwas brauchen.	Birşeye ihtiyacınız olursa zile basınız.
Sie müssen liegen bleiben	Yatakta kalmalısınız.
Bitte stehen Sie auf.	Lütfen ayağa kalkın.
Belasten Sie beim Aufstehen nur Ihr rechtes/linkes Bein.	Sadece sağ/sol bacağınızın üzerinde durunuz.
Bitte richten Sie sich auf.	Lütfen doğrulurmısınız.
Bitte setzen sie sich auf die Bettkante.	Yatağın kenarına oturunuz lütfen.
Bitte drehen sie sich auf die Seite.	Lütfen kendinizi yana dönermisiniz.
Bitte heben Sie den Kopf/das Gesäß.	Lütfen kafanızı/poponuzu kaldırabilir-misiniz.
Sie müssen diese Tablette vor/nach dem Essen einnehmen.	Bu ilacı yemekten önce/sonra almalısı-nız.
Sie müssen diese Tablette zerkauen.	Bu ilacı çiğnemelisiniz.
Sie müssen diese Tablette in Flüssigkeit auflösen.	Bu ilacı eriterek almalısınız.
Lassen Sie diese Tablette bitte im Mund zergehen.	Bu ilacı ağzınızda yutmadan bırakarak eritiniz.
Nach Mitternacht dürfen Sie nichts essen und trinken.	Gece yarısından sonra yemek yiyemez ve birsey içemezsiniz.

Patienten → Pflegepersonal: Fragen und Informationen

Deutsch/Almanca	Türkisch/Türkce
Kann ich einen Arzt sprechen?	Bir doktorla konuşabilirmiyim?
Kann ich meine Angehörigen anrufen?	Yakınlarımı arayabilirmiyim?
Wie lange muss ich hier bleiben?	Burada nekadar kalmak zorundayım?
Wie spät ist es?	Saat kaç?
Darf ich aufstehen?	Ayaĝa kalkabilirmiyim?
Kann ich etwas zu essen haben?	Biraz yiyecek birsey alabilirmiyim?
Kann ich etwas zu trinken haben?	Biraz içecek birsey alabilirmiyim?
Würden Sie mir ein Schmerzmittel geben?	Bana bir aĝrıkesici verirmisiniz?
Würden Sie mir ein Abführmittel geben?	Bana bir müshil verirmisiniz?
Würden Sie mir ein Schlafmittel geben?	Bana bir uyku ilacı verirmisiniz?
Ich muss auf die Toilette.	Tuvalete gitmek zorundayım.
Ich habe Schmerzen.	Aĝrım var.
Mir ist übel.	Ben fenayım.
Ich bin schwanger.	Ben hamileyim.
Ich bin auf Penizillin allergisch.	Penizilline karsı alerjim var.

Pflegepersonal → Patienten: Fragen und Informationen

Deutsch/Almanca	Türkisch/Türkce
Haben Sie das verstanden?	Bunu anladlınızmı?
Soll ich einen Arzt rufen?	Ben bir doktoru caĝrımmi?
Müssen Sie zur Toilette?	Tuvalete gitmeniz gerekiyormu?
Hatten Sie Stuhlgang?	Büyük aptestiniz varmıydı?
Haben Sie Wasser gelassen?	Küçük aptestinizi yapmısmıydınız?

Deutsch/Almanca	Türkisch/Türkce
Hier ist die Klingel/das Licht.	Zil burada/Işık burada.
Sie müssen ein paar Tage hier bleiben.	Birkaç gün burada kalmak zorundasınız.
Sie brauchen einige Tage Bettruhe.	Sizin birkaç gün yatak istirahatına ihtiyacınız var.
Sie müssen operiert werden.	Ameliyat olmak zorundasınız.
Sie dürfen in den nächsten Stunden nichts mehr essen und trinken.	Birkaç saat birşey yiyemezsiniz ve içemezsiniz.
Wir bringen Sie zum Röntgen/EKG.	Sizi röntgene/EKG ye götürüyoruz.
Wir bringen Sie zu einer Untersuchung.	Sizi muayeneye götürüyoruz.
Wir werden bei Ihnen Blut abnehmen.	Biz sizden kan alacaĝiz.
Sie bekommen eine Nadel in die Vene gelegt.	Toplardamarınıza iĝne takacaĝız.
Sie haben Fieber/kein Fieber.	Sizin ateşiniz var./ateşiniz yok.
Ihr Verband wird jetzt gewechselt.	Sarginızı deĝistireceĝiz şimdi.

Stichwortverzeichnis Körperteile und Organe

Deutsch/Almanca	Türkisch/Türkce
Arm	Kol
Auge	Göz
Bandscheibe	Omurlarası aĝırşak
Bauch	Karın
Becken	Leğen kemigi
Bein	Bacak
Blase	İdrartorbası
Blinddarm	Körbaĝırsak
Bronchien	Bronşit
Brust/Brustkorb	Gögüs/Gögüs kafesi
Darm	Baĝırsak

Deutsch/Almanca	Türkisch/Türkce
Daumen	Basparmak
Ellbogen	Dirsek
Ferse	Topuk
Finger	Parmak
Fuß	Ayak
Galle	Safra
Gelenk	Eklem
Geschlechtsorgane	Cinsel Oranları
Gesicht	Yüz
Hals	Boyun
Hand/Handgelenk	El/El Eklemi
Haut	Deri
Herz	Kalp
Hoden	Haya torbası
Hüfte	Kalça
Kiefer	Çene kemiĝi
Kinn	Çene
Knie/Kniescheibe	Diz/Dizkapaĝi Kemiĝi
Knöchel	Ayak bileĝi eklemi
Knochen	Kemik
Kopf	Kafa
Körper	Vücut
Leber	Karaciĝer
Lippe	Dudak
Lunge	Akciĝer
Magen	Mide
Mandeln	Bademcik
Mund	Agız

Deutsch/Almanca	Türkisch/Türkce
Muskel	Kas
Nacken	Ense
Nase	Burun
Nerv	Sinir
Niere	Böbrek
Oberkörper	Üst Vücut
Oberschenkel	Uyluk
Ohr	Kulak
Penis	Penis
Rippe	Kaburga
Rücken	Sırt
Scheide	Vajina
Schienbein	Baldır Kemiĝi
Schilddrüse	Tiroit
Schläfe	Şakak
Schlüsselbein	Köprücük Kemiĝi
Schulter	Omuz
Sehne	Kiriş
Stirn/Stirnhöhle	Alın/Alın boşluĝu
Trommelfell	Kulak zarı
Unterleib	Karnın altkısmı
Wade	Baldır
Wange	Yanak
Wirbel	Omur ilik
Wirbelsäule	Omurga
Zahn	Diş
Zehe	Ayak Parmaĝı
Zunge	Dil

Stichwortverzeichnis Krankheiten

Deutsch/Almanca	Türkisch/Türkce
Abszess	Apse
Allergie	Alerji
Angina	Anjin
ansteckend	Bulaşıçı
Arzt/Ärztin	Hekim
Asthma	Astım
Atembeschwerden haben	Nefes darıgı
Attest	Hekim raporu
Ausschlag	egzama
Bänderriss	Liftkopması
Bindehautentzündung	Konjoktif iltihabı
Blasenentzündung	Sidik torbası iltihabı
Blinddarmentzündung	Körbagirsak iltihabı
Blut -erguss -gruppe -probe -transfusion -vergiftung	Kanama Kangrubu Kantahlili Kantransfüzyonu Kanzehirtenmesi
Blutdruck – zu hoher – zu niedriger	Tansiyon – yüksek tansiyon – düşük tansiyon
Blutung	Kanama
Brechreiz	Bulantı
Bronchitis	Bronşit
Diagnose	Teşhis
Durchfall	İsal
Eiter	İrin
entlassen	Taburcu etmek

Deutsch/Almanca	Türkisch/Türkce
Entzündung	İltihap
Erbrechen	Kusmak
Erkältung	Üşütmek
Fieber	Ateş
Gallensteine	Safra kesesi taşı
gebrochen	Kirslmış
Gehirnerschütterung	Beyin sarsıntısı
Geschwür	Çiban
Halsschmerzen	Boĝaz aĝrısı
Hals-Nasen-Ohren-Arzt	Boĝaz-Burun-Kulak Doktoru
Hautarzt	Cilt Doktoru
Hautkrankheit	Cilt Hastalıĝı
Herz -anfall -fehler -infarkt	Kalp Krizi Kalp hatası Kalp enfarktüsü
Heuschnupfen	Bahar nezlesi
Hexenschuss	Lumbago
Hirnhautentzündung	Menenjit
Husten	Öksürmek
Impfung	Aşı
Infektion	Enfeksigon
Internist	Dahiliye
Kolik	Sancı
Krampf	Kramp
Krankenschwester	Hemşire
Krankheit	Hastalık
Lebensmittelvergiftung	Besin zehirlenmesi
Leistenbruch	Bel fıtıĝı

Deutsch/Almanca	**Türkisch/Türkce**
Lungenentzündung	Akciĝer iltihabı
Magengeschwür	Mide Ülseri
Magenschmerzen	Mide Aĝrısı
Mandelentzündung	Bademcik iltihabı
Masern	Kızamık
Migräne	Migren
Mittelohrentzündung	Orta Kulak iltihabı
Nierensteine	Böbrek taşı
Operation	Ameliyat
Orthopäde	Ortapedi
Pilzinfektion	Mantar
Prellung	İncitme
Rheuma	Romatizma
Rippenfellentzündung	Akcigorzari iltahopkaması
röntgen	röntgen
Schlaganfall	İnme
Schmerzen	Aĝrı
Schnittwunde	Kesik
Schnupfen	Nezle
Schock	Şok
Schüttelfrost	Nöbet titremesi
Schwangerschaft	Gebelik
Schweißausbruch	Ter boşalması
Schwellung	Şiş Kabarık
Schwindel	Baş dönmesi
Sehnenzerrung	Kiriş zorlanması
Sodbrennen	Mide yanması
Tetanus	Tetanoz

Deutsch/Almanca	Türkisch/Türkce
Übelkeit	Mide bulantısı
Urinprobe	Idrar örneĝi
Urologe	Ürolog
Verbrennung	Yanmak
Verletzung	Yaralanma
Verrenkung	Burkulma
verschreiben	Recete yazmak
Verstauchung	İncinme
Verstopfung	Tıkanıklık
Zerrung	Zorlanma